肾脏肿瘤诊治康复

主 编 齐 隽 李长岭

U0199965

科学出版社

北京

内 容 简 介

本书讲解了肾脏肿瘤临床常见的问题，内容覆盖了肾脏肿瘤诊疗的全过程，包括流行病学和危险因素、组织学类型、分期分类、诊断评估、预后因素、疾病治疗，以及随访与康复等。

本书语言简洁明了、通俗易懂、针对性强，可为广大临床医生及患者、家属提供帮助。

图书在版编目（CIP）数据

肾脏肿瘤诊治康复 / 齐隽，李长岭主编. —北京：科学出版社，2022. 3
ISBN 978-7-03-071810-5

Ⅰ. ①肾… Ⅱ. ①齐… ②李… Ⅲ. ①肾肿瘤 – 诊疗 ②肾肿瘤 – 康复 Ⅳ. ①R737.11

中国版本图书馆 CIP 数据核字(2022)第 040199 号

责任编辑：李 玫 / 责任校对：张 娟
责任印制：赵 博 / 封面设计：龙 岩

斜 学 出 版 社 出版
北京东黄城根北街 16 号
邮政编码：100717
http://www.sciencep.com

北京画中画印刷有限公司 印刷
科学出版社发行 各地新华书店经销
*

2022 年 3 月第 一 版 开本：720×1000 1/16
2022 年 3 月第一次印刷 印张：7 1/4
字数：130 000
定价：48.00 元

（如有印装质量问题，我社负责调换）

编者名单

主　编　齐　隽　李长岭
副主编　陈立军　张爱莉　李　响
编　者　（按姓氏笔画排序）

丁　杰　丁德刚　于德新　王　栋　瓦斯里江·瓦哈甫
朱　煜　乔明洲　刘　奔　刘孝东　刘昌明　齐飞波
祁洪刚　李长福　李有元　何卫阳　张　进　张志凌
张崔建　陈　炜　陈少军　陈方敏　陈敏丰　陈惠庆
易发现　郑　闪　郑清水　赵　锐　种　铁　袁建林
贾本忠　钱苏波　黄　涛　韩苏军　曾　浩　虞永江
满晓军　魏希峰

序

　　随着医学的发展和社会的进步，肾脏肿瘤患者及其家属对肾脏肿瘤诊疗过程有迫切的了解需求。由中国抗癌协会（Chinese Anti-Cancer Association，CACA）泌尿男生殖系肿瘤专业委员会肾癌学组主编的《肾脏肿瘤诊治康复》一书，为广大的肾脏肿瘤患者、家属在肾脏生理知识及肾脏肿瘤的诊断、治疗与康复等方面提供指导和帮助。

　　该书由中国抗癌协会泌尿男生殖系肿瘤专业委员会齐隽、李长岭教授牵头、组织多位临床一线的医师，对临床经验进行概括和总结，针对肾脏肿瘤患者及其家属所关心的问题，进行系统化的诠释；为年轻医师更快地适应临床工作提供指导、帮助，使他们能更好地向患者及其家属做好病情的解释工作，改善复杂疾病精准治疗时代背景下的医患沟通。该书秉承中国抗癌协会为肿瘤科技工作者服务、为创新驱动发展服务、为提高全民科学素质和健康素质服务的宗旨，既包含了《中国泌尿外科和男科疾病诊断治疗指南》中肾脏肿瘤方面的相关内容，同时也囊括了国内外近期关于该领域的最新临床研究进展，文字通俗易懂、简洁明了，将肾脏肿瘤的诊断、治疗、随访等内容呈现给患者、医护人员。

　　我相信该书的出版一定可以为患者及其家属答疑解惑，为后辈同道的工作提供便捷指引。在此，我热烈祝贺《肾脏肿瘤诊治康复》的出版，并向大家推荐此书！

叶定伟

主任医师　教授　博士生导师

复旦大学附属肿瘤医院

前 言

　　肾癌是泌尿系统常见的恶性肿瘤，占成人所有恶性肿瘤的 2%～3%，其中男性的发病率为女性的 1.5～2 倍。由于早期肾癌无明显的特异性临床表现，大部分肾癌患者是在无意中或体检时被发现。当患者出现血尿、腰痛和腹部包块等表现时，通常提示肾癌已经发展到中晚期。早期肾癌通过手术切除基本能达到根治的效果，而晚期肾癌需要进行综合性治疗且预后不佳。

　　近年来，我国肾癌的发病率呈现逐年上升的趋势。然而，人们对肾癌的发生、诊断、治疗及预后和随访知之甚少，导致大部分肾癌患者及其家属产生严重的忧虑及恐惧。这些负面情绪给患者及其家属带来了巨大的心理压力，使他们丧失了对疾病治疗的信心，从而影响了肾癌的治疗效果和康复预后。因此，加强疾病的科普教育，提高大众对肾癌的科学认识，从而提高肾癌的治疗效果和预后，是医患双方共同的需求。

　　《肾脏肿瘤诊治康复》是由中国抗癌协会泌尿男生殖系肿瘤专业委员会肾癌学组结合肾癌的诊治指南和临床经验而编写的，旨在加强大众对肾癌的认识，促使医患双方更好地相互理解、配合。本书以临床诊治工作中患者及其家属常见的问题为向导，以患者及其家属最想了解的肾癌知识为出发点，分别从流行病学和危险因素、组织学类型、分期分类、诊断评估、预后因素、疾病治疗及随访与康复等方面向读者介绍肾癌相关的知识。

　　本书结构清晰、内容翔实、语言通俗易懂，是患者及其家属了解肾癌发生、发展及治疗预后相关知识的好途径。同时，本书对于泌尿外科年轻医师、基层全科医师及有志于从事泌尿外科事业的医学生也是较为理想的学习资料，为他们快速、全面和深入地了解肾癌提供了一定的帮助。

李长岭

主任医师　教授　博士生导师

中国医学科学院肿瘤医院

齐 隽

主任医师　教授　博士生导师

上海交通大学医学院附属新华医院

目 录

第一章
流行病学和危险因素

导读：肾细胞癌简称肾癌，是起源于肾实质小管上皮细胞的恶性肿瘤，占成人所有恶性肿瘤的 2%～3%。近年来，肾癌的发病率逐年升高。目前公认的肾癌的危险因素有吸烟、肥胖和高血压等。

一、流行病学

1. 肾脏的解剖位置和功能

一般人有 2 个肾脏，左右成对，形似蚕豆，位于脊柱两侧。左肾一般位于第 11 胸椎体下缘至第 2 腰椎下缘；右肾因为受肝脏的影响比左肾稍低。

肾脏是人体最重要的排泄器官，以形成尿液的方式排出体内代谢产物，对人体水盐代谢和电解质平衡起重要的调节作用，参与维持机体内环境的相对稳定。此外，肾脏还具有重要的内分泌功能，可分泌促红细胞生成素、肾素及羟胆钙化醇等。

2. 肾脏肿瘤的常见症状

由于健康体检越来越普及，大多数肾脏肿瘤是因其他原因进行影像学检查时无意中被发现，不会引起任何症状。影像学检查发现的肾脏肿瘤多数为恶性。肾癌如果未能被早期发现，随着疾病的进展，可能出现血尿、腰痛和腹部包块的表现，称为"肾癌三联征"。约 30%的肾癌患者可合并副瘤综合征，表现为高血压、红细胞沉降率增快、红细胞增多症、肝功能异常、高钙血症、高血糖、神经肌肉病变、淀粉样变性、溢乳症、凝血机制异常等。此外，部分肾癌患者是以转移灶的临床表现为首发症状就诊的，如骨痛、骨折、咳嗽、咯血、颈部淋巴结肿大等。

3. 肾癌的发病率

在世界范围内，肾癌占成人恶性肿瘤的2%～3%，男性的发病率约为 6.6/10 万，女性的发病率约为 3.9/10 万，男性的发病率为女性的 1.5～2 倍，发病年龄高峰为 60～70 岁。肾癌的发病分布具有明显的地域差异，北美、西欧等发达国家的发病率较高，而非洲及亚洲等发展中国家的发病率较低。2018 年国家癌症中心发布的最新癌症数据显示，2015 年中国肾癌的发病率为 5.15/10 万，其中男性的发病率为 6.36/10 万，女性为 3.91/10 万。因此，男性相较于女性更易患肾癌。

4. 肾癌患者的生存率

肾癌的生存预后与肾癌的临床分期尤其是有无发生转移密切相关。局限性肾癌，即未发生淋巴结和远处转移，局限于肾脏的肾癌（临床分期为 Ⅰ、Ⅱ 期），经过手术治疗后 5 年生存率可达 92%～95%。局部进展性肾癌，即发生淋巴结转移、癌栓形成或侵犯肾周脂肪的肾癌（临床分期为Ⅲ期），其 5 年生存率为 61%～70%。对于已经发生远处转移的肾癌患者（临床分期为Ⅳ期），5 年生存率仅为 10%～12%。然而，由于肾癌早期无特异性临床表现，25%～30%的患者在首次诊断为肾癌时已经伴随远处转移。局限性肾癌患者在手术治疗后仍然有 30%～40% 的会复发或发生远处转移。但是，早期发现及手术治疗有利于提高肾癌患者的生存率，改善预后。

5. 小便黄、小便隐血与肾癌的关系

（1）小便黄：大多数情况下是因为饮水较少、尿液浓缩显得黄，仅仅是一种生理现象。一些药物如维生素 B_2（也称为核黄素）也可使尿液变黄。肝胆疾病患者可出现尿色黄的情况，同时皮肤、巩膜也会出现不同程度的黄染。小便黄与肾癌一般没有关联。

（2）小便隐血：是指尿液中含有超过正常范围的红细胞，但同时尚未达到肉眼可见的程度，一般是在体检时偶然发现。小便隐血通常提示泌尿系统疾病，包括肿瘤、结石、感染等。泌尿系统的任何一个部位，包括肾脏、输尿管、膀胱、前列腺（男性）、尿道的病变都可能引起血尿，甚至一些全身性的疾病如糖尿病、血友病、白血病也可以引起血尿。早期肾癌不引起血尿，疾病进展后可以出现腹痛、血尿、腹部肿块等症状，出现血尿提示肾癌累及肾脏集合系统的可能。

6. 儿童是否会患肾脏肿瘤

肾母细胞瘤是儿童最常见的恶性肾脏肿瘤。肾母细胞瘤（Wilms tumor），在 15 岁以下的儿童肾癌中占 95%。其他的儿童肾脏肿瘤包括肾透明细胞肉瘤、肾横纹肌样瘤、先天性中胚层细胞肾瘤、后肾腺纤维瘤、肾癌、肾血管平滑肌脂肪瘤等。

肾母细胞瘤占所有儿童癌症的 6%～7%，超过 80%的病例在 5 岁之前确诊，确诊时的平均年龄为 3.5 岁。有流行病学调查显示职业、环境和生活方式是发生肾母细

胞瘤的诱因，也有研究指出父母遗传因素和产前的一些暴露可能增加发病风险，但都还不确定。肾母细胞瘤多与一些特定基因的突变相关，如 *WT1*、*WTX*、*CTNNB1*、*11p15* 染色体异常等。相对于欧美国家的人群，东亚人的发病率较低。临床上超过 85% 的患儿表现为腹部肿块、腹痛或血尿。部分没有症状的患儿因洗澡或体检无意中发现腹部肿块。大多数肾母细胞瘤的初始治疗方案是根治性肾切除术，手术后的病理结果对制订术后放化疗方案至关重要。儿童肾母细胞瘤的生存率已由 20 世纪 30 年代的 30% 左右提高到目前的 90%，主要得益于手术联合放化疗的综合治疗。

二、肾癌的危险因素

1. 吸烟、喝酒是否会诱发肾癌

肾癌的男女发病比率为（2~3）：1，男性发病率明显高于女性，这可能与男性吸烟比例较高相关。烟草的烟雾中含有较多的焦油、超氧化物，其可以诱导细胞发生基因突变，进而诱导肿瘤的发生。目前的流行病学已经证实吸烟与肺癌、膀胱癌等多种癌症密切相关，研究表明重度吸烟人群中的肾癌发生率很高，而且他们的疾病程度也更为严重，而戒烟有助于延缓肾癌进展。吸烟是肾癌的中度危险因子，且危险度与吸烟量呈正相关，有研究表明吸烟 30 年以上、吸无过滤嘴香烟的人患肾癌的危险性上升。每天吸烟 40 支以上者危险性升至无吸烟者的 2.75 倍。目前饮酒与肾癌的关系存在争议，尚未定论，但过量饮酒会增加肾损害的风险。

2. 肥胖是否会增加肾癌的发病率

目前关于肾癌的流行病学研究一致的结论是超重、肥胖人群发生肾癌的危险性增加，尤其在女性人群中更为显著。有多个多中心研究均显示体重指数（又称体质指数或 BMI）与肾癌的发病危险之间存在显著的相关性。肥胖引起肾癌发病的机制目前还不是十分明确，肥胖人群中的内源性雌激素水平增加可能是原因之一，但还缺乏明确的流行病学证据。另外，肥胖人群易发生肾动脉硬化症，后者可导致肾小管病变，进而增加致癌风险。并且，肥胖患者可能会使用利尿剂治疗，这也是肾癌发生的潜在危险因素之一。因此，肥胖会增加肾癌的发病率，控制体重及 BMI 在正常范围能有效降低肾癌的发病率。

3. 化疗是否会诱发肾癌

化疗可以治疗多种肿瘤，延缓疾病进展，改善总生存期。化疗药物具有一定的毒性，主要表现在血液系统（表现为血小板计数下降、白细胞计数下降、红细胞计数下降）、神经系统（表现为头痛、身体疼痛等）和消化及循环系统（表现为食欲缺乏、呕吐及心功能改变）等。但是化疗在治疗肿瘤同时是否引起新的肿瘤，尤其是肾癌，目前还没有证据支持。

4. 环境污染物与肾癌的关系

环境中存在多种致癌物，它们会增加癌症的发生及死亡风险。多种致癌物与肾癌发生密切相关，如砷、镉、三氯乙烯、亚硝酸盐、黄曲霉毒素等。流行病学证据表明，体内铅含量异常增高会增加肾癌患者的病死率。

5. 肾结石、肾积水是否会诱发肾癌

肾结石和肾积水是泌尿外科的常见疾病，没有明确证据表明肾积水会增加肾癌风险，但是众多研究证实肾结石可以增加男性发生肾癌的风险，而在女性人群中并不显著增加罹患肾癌的风险。最新一项研究表明，肾结石可增加总的肾癌风险 1.39 倍，增加乳头状肾细胞癌风险 3.08 倍，年轻的肾结石患者（年龄小于 40 岁）罹患肾癌和尿路上皮癌风险要高于年龄大的患者。

6. 尿毒症患者长期透析是否会发生肾癌

长期透析的尿毒症患者的肾癌发病率高于普通人群，因为长期进行血液透析的慢性肾衰竭患者获得性肾囊性病的发病率较高，后者可继发肾脏肿瘤。获得性肾囊性病继发肾癌与普通人群的肾癌在发病特征方面略有差异，获得性肾囊性病继发肾癌多发生于男性，肿瘤多发，可双侧肾脏发病，病理类型以乳头状癌比较多见。既然长期透析人群的肾癌发病率增加，应该如何去筛查呢？超声检查获得性肾囊性病继发肾癌敏感度不高，可采用 CT、MRI 等检查。虽然长期透析患者的肾癌发病率高于普通人群，但经过合理治疗，生存期与普通人群并无区别。

7. 肾癌是否会遗传

肾癌存在遗传的可能，具有家族遗传性的肾癌称为家族性肾癌，在肾癌中的比例为 2%～4%；而大多数的散发性肾癌则不会遗传。家族性肾癌可分为透明细胞相关性、乳头细胞相关性、嫌色细胞相关性等类型。希佩尔-林道（von Hippel-Lindau，VHL）病是最常见的家族性肾癌，这是常染色体显性遗传病，我国目前没有确切的发病率统计，病变表现为肾透明细胞癌、肾囊肿、嗜铬细胞瘤、胰腺内分泌肿瘤、附睾囊腺瘤、视网膜血管瘤等多器官病变。结节性硬化症（TSC）也是一种常染色体显性遗传病，可表现为癫痫、智力低下、多器官肿瘤，在肾脏可表现为肾血管平滑肌脂肪瘤、肾囊肿、肾癌（透明细胞癌）。TSC 的发生与体内抑癌基因 *TSC1*、*TSC2* 的突变密切相关，可以通过基因检测技术检测患者是否发生 *TSC* 基因突变，从而评估患病风险。此外，伯特-霍格-杜布综合征（Birt-Hogg-Dube syndrome，BHD 综合征）、家族性乳头状癌等都是常染色体显性遗传病，具有遗传的可能。如果存在家族性肾癌，子代患相关肾癌的风险会显著增加，但不是所有子代都会发病；而父母散发性的肾癌，即父母的父母一辈并无肾癌病例，则并不提示子女一定会有高肾癌风险。

8. 肾癌的体积与肾癌恶性程度的关系

在临床上，泌尿外科医师对肾癌恶性程度的判断主要依据病理分期，即国际抗癌联盟（UICC）提出的 TNM 分期。在过去 30 年中此分期系统经过了多次修订改版，以利于更准确地反映肿瘤的生物学特征、患者预后及指导临床治疗，这里提到的肾癌体积大小的区别正是 TNM 分期中的 T（tumor）分期。最新修订版将局限在肾脏内小于 4cm 的肾癌定为 T1a 期肿瘤，大小为 4～7cm 的为 T1b 期肿瘤。这一大小的确定是依据美国梅奥医学中心对 1593 例无明显转移性肾癌患者行根治性肾切除术后的结果分析得出。不过以目前的手术技术和对疾病的认识，这一类局限性肾癌行肾部分切除术也可以达到与根治性肾切除术相似的治疗效果。但是，一旦发现有淋巴结转移、静脉瘤栓、肿瘤侵及肾周脂肪组织或肾窦脂肪组织等情况，无论肾癌病灶大小如何，都提示肿瘤已进展，超出了肾脏这个器官，就不再属于局限性肾癌，肿瘤恶性程度高，患者的预后较差。此外，根据肾癌细胞核大小、形态和核仁是否明显制定的富尔曼（Fuhrman）核分级也是目前应用最广泛的判断肾癌恶性程度的指标。1997 年世界卫生组织（WHO）推荐将 Fuhrman Ⅰ、Ⅱ级合并为高分化，Fuhrman Ⅲ级为中分化，Fuhrman Ⅳ级为低分化或未分化。我国推荐采用高分化、中分化、低分化（未分化）的分级标准。一般来说，Fuhrman 核分级越高，恶性程度越高，复发风险越高，生存率越低，需要密切随访，以便早期发现复发和转移，及时治疗。因此，仅凭肿瘤体积大小来判断肾癌恶性程度是不全面的。

9. 肾癌的发生与年龄和性别的关系

根据相关流行病学调查的结果，肾癌的发生与年龄密切相关。随着年龄的增长，肾癌的发病率增加。肾癌发病的高峰年龄为 60～70 岁，平均发病年龄为 64 岁，近年来其发病有年轻化趋势。另外，肾癌的发生存在明显的性别差异，男性发病率为女性的 1.5～2 倍。

10. 慢性感染与肾癌发生的关系

炎症是机体在面对微生物感染或有害刺激时发生的自然防御过程，可分为急性炎症和慢性炎症。近年来，越来越多的研究表明，炎症反应在部分肿瘤的发生、发展过程中可能发挥重要作用，炎症因子、细胞因子、趋化因子和免疫细胞等通过多种炎症相关的信号通路促进肿瘤微环境中的炎症反应。与肾癌的发生、发展密切相关的炎症信号通路主要有 VHL、mTOR、TNF 和 STAT 信号通路。研究表明，许多细胞因子和趋化因子如 CXCR4、CCR3、IL-6、IL-1β 和 TNF-α 在肾癌组织中高表达，IL-6、IL-1、TNF-α 等炎症因子可促进肾癌细胞的增殖和侵袭等。因此，慢性炎症可使炎症因子通过多种信号通路促进肾癌的发生、发展，慢性感染可能增加肾癌的发病率和进展风险。

11. 肾脏良性疾病如肾囊肿和肾错构瘤是否会发生恶变

肾囊肿可分为单纯性肾囊肿和复杂性肾囊肿，单纯性肾囊肿（Bosniak 分级为Ⅰ级）一般不易发生恶变；复杂性肾囊肿（Bosniak 分级为Ⅱ级以上）随着 Bosniak 分级升高，其恶变的可能性增大。有学者报道，BosniakⅡ级的肾囊肿恶变率约为 13.7%，ⅡF 级约为 14.3%，Ⅲ级约 50.8%，Ⅳ级约为 89.2%。因此，应根据肾囊肿的 Bosniak 分级判断是否需要密切随访及处理。

肾错构瘤，即肾血管平滑肌脂肪瘤（renal angiomyolipoma），由血管、平滑肌和脂肪组织构成。目前公认肾血管平滑肌脂肪瘤是良性肿瘤，但仍有恶性生物学行为的病例报道，包括肾门淋巴结、腹膜后腔、肝等出现病灶或伴发瘤栓直接扩散至静脉系统。许多肾血管平滑肌脂肪瘤病灶组织中表现为局限的细胞异型性（称为上皮样血管平滑肌脂肪瘤），还需根据肿瘤中脂肪、血管和平滑肌组织的相对含量与一些亚型进行鉴别。因此，肾血管平滑肌脂肪瘤患者需要定期随访复查，如发生异常，可考虑手术切除。

第二章

组织学类型

> **导读**：肾脏肿瘤的病理类型很多，根据其恶性程度及来源，本章主要按照肾脏良性肿瘤、肾脏恶性肿瘤和肾脏假性肿瘤分别描述其组织学特点。另外，本章介绍了肾囊肿作为最常见的肾脏良性占位与肾癌的区别，以及肾脏肿瘤组织学诊断的常用方法。

一、肾脏良性肿瘤

1. 肾脏良性肿瘤的组织学分类

肾脏良性肿瘤可起源于肾脏的任何组织，包括肾小管、平滑肌、脂肪、血管及肾包膜等。在临床表现上肾脏良性肿瘤没有恶性生物学行为，往往是因肿瘤体积增大引起的临床症状而就诊。肾脏良性肿瘤主要包括肾血管平滑肌脂肪瘤、肾嗜酸细胞瘤、肾皮质腺瘤、肾囊肿、后肾腺瘤、上皮间质混合型肿瘤、平滑肌瘤及肾素瘤等。

2. 肾错构瘤

肾错构瘤又称肾血管平滑肌脂肪瘤，是肾脏最常见的良性肿瘤，发病率相对较低，多于体检时发现，仅有不到 15% 的患者表现为出血。根据病因的不同，肾血管平滑肌脂肪瘤分为散发性（80%）和结节性硬化相关性（20%）。一般情况下，肿瘤直径<4cm 的肾血管平滑肌脂肪瘤很少出现症状；直径>8cm 的肾血管平滑肌脂肪瘤可能引起腰痛、血尿、腹部包块等局部症状及食欲缺乏、恶心、呕吐、发热、高血压、贫血等肾外症状，同时还是导致肾破裂出血的重要原因，因此多需积极治疗。肾血管平滑肌脂肪瘤的治疗取决于肿瘤大小、数量、是否遗传、有无恶性倾向及有无症状等多种因素，治疗方法包括等待观察、药物治疗、介入治疗和手术治疗。手术治疗包括保留肾单位手术和根治性肾切除术。

3. 肾嗜酸细胞瘤

肾嗜酸细胞瘤是肾脏上皮组织来源的肿瘤，占全部肾肿瘤的 3%～7%，大多数为散发病例，也有明确家族性聚集现象。肾嗜酸细胞瘤无特异性临床表现，大部分为体检时偶然发现，少部分患者可出现腰痛、血尿或镜下血尿及体重减轻等情况。肾嗜酸细胞瘤的影像学表现与肾癌十分相似，单纯通过影像学检查很难鉴别两者。肾嗜酸细胞瘤的治疗根据肾肿瘤的大小、位置等情况积极行肾切除、肾部分切除或消融治疗等，对于家族性肾嗜酸细胞瘤患者，选择保留肾单位手术尤为重要。

4. 肾皮质腺瘤

肾脏由肾实质和集合系统构成，肾实质包括肾皮质和肾髓质。肾皮质腺瘤是指体积小且明显为良性的肾皮质实质性病变。绝大多数肾皮质腺瘤没有临床症状，且因直径小于 1cm 而无法经影像学检查发现，因此大部分肾皮质腺瘤都见于尸检。肾皮质腺瘤的典型组织学表现为体积小且边界清晰，内部含有均质嗜碱或嗜酸性细胞，细胞核与细胞质特征相同，病变呈乳头管状或单纯乳头状方式生长。由于肾实质肿瘤都有潜在恶性可能，肾皮质腺瘤应积极行手术治疗或消融治疗。

二、肾脏恶性肿瘤

1. 肾癌的组织学类型

肾癌为肾实质上皮细胞起源的恶性肿瘤，为肾脏最常见的恶性肿瘤，包含多种不同的组织学类型。不同组织类型肾癌的恶性程度、预后、治疗策略和方案，以及手术后的处理、随访等不尽相同。根据 2016 年 WHO 的分类，肾癌主要分为以下类型：肾透明细胞癌、低度恶性潜能多囊性肾肿瘤、乳头状肾细胞癌、遗传性平滑肌瘤病肾细胞癌（综合征）相关性肾细胞癌、肾嫌色细胞癌、肾集合管癌、肾髓质癌、MiT 家族易位肾细胞癌、琥珀酸脱氢酶缺陷性肾细胞癌、黏液样小管状和梭形癌、管囊性肾细胞癌、获得性肾囊肿性肾病相关肾细胞癌、透明细胞乳头状肾细胞癌、未分类肾癌等。

2. 肾透明细胞癌的恶性程度

关于肿瘤的恶性程度，其影响因素有很多，公认的主要因素包括病理分期、病理类型、病理分级等。肾透明细胞癌是最常见的肾癌病理组织类型，其恶性程度也与病理分期和分级密切相关。病理分期取决于原发肿瘤的情况（T）、区域淋巴结（N）及远处转移情况（M）。原发肿瘤的情况包括肿瘤大小及范围两大重要信息。肾癌原发肿瘤大小以 4cm、7cm 和 10cm 为界分成三档。局限于肾实质的肿瘤，分别对应

T1a、T1b、T2a 和 T2b 分期。当肿瘤侵犯肾脏主要静脉或肾周组织时，分期则为 T3 期。病理分期是重要的预后相关因素，准确地分期有助于指导合理的治疗。另外，病理分级也是影响预后的重要因素。因此，当肿瘤中出现一定比例的坏死或肉瘤样分化、横纹肌样分化时，预后相对更差。综上所述，关于肾透明细胞癌的恶性程度，需要综合考虑肿瘤病理分期、病理分级、有无坏死、肉瘤样分化或横纹肌样分化等因素进行评价。

3. 乳头状肾细胞癌的恶性程度

乳头状肾细胞癌（papillary renal cell carcinoma，PRCC）是起源于肾小管上皮细胞的恶性肿瘤。其组织学表现为肿瘤细胞呈乳头状或小管状结构，乳头核心可见泡沫状巨噬细胞和胆固醇结晶。根据病理学改变，PRCC 可分为Ⅰ型和Ⅱ型。PRCC 是一种特殊类型的肾癌，大部分的 PRCC 恶性程度低，临床经过长，预后较好；但部分Ⅱ型 PRCC 恶性程度较高，容易复发和进展。根治性肾切除或保留肾单位手术是目前治疗 PRCC 的主要手段，其 5 年生存率为 81%～90%。

4. 肾嫌色细胞癌的恶性程度

肾嫌色细胞癌是一类预后良好的肿瘤，5 年生存率达到 78%～100%。肿瘤的分期、坏死、小血管侵犯是独立的预后因素。因为嫌色细胞癌的细胞核不规则，所以不能利用现行的分级系统进行病理分级。

5. 低度恶性潜能多囊性肾肿瘤的概念

低度恶性潜能多囊性肾肿瘤是一种少见的低度恶性肿瘤，占肾细胞癌的 1%～4%。在 2004 年 WHO 肾细胞癌分类中为多房囊性肾细胞癌，在 2016 年 WHO 肾细胞癌分类中更改为低度恶性潜能多囊性肾肿瘤。本病多无明显的临床症状，仅少部分出现肉眼血尿、体重下降和腰部疼痛等症状。病理特征表现为多囊性，壁薄厚不均，无明确的实质性区域，与周围组织分界较清楚。囊内含有含铁血黄素，少部分囊腔内有泡沫细胞，囊壁内衬有透明细胞。

6. 肾集合管癌的概念

肾集合管癌（collecting duct carcinoma，CDC）是来源于 Bellini 集合管上皮细胞的一种少见的侵袭性强的肾上皮肿瘤。肾集合管癌罕见，约占所有肾肿瘤的 1%，恶性程度高，临床症状无特异性，尚无有效的治疗方法，手术切除仍是肾集合管癌的主要治疗方法。肾集合管癌的预后差，平均生存期约为 1 年，临床分期是肾集合管癌预后的重要因素，早诊断和早治疗可以延长患者的生存期。

三、肾脏假性肿瘤

1. 肾脏假性肿瘤的概念

肾脏假性肿瘤是指在影像学检查中发现的肾脏肿瘤，而组织学检查证实为正常肾皮质结构或其他非肿瘤性的肿块样改变。肾脏假性肿瘤可分为五大类：①先天发育异常，包括 Bertin 肾柱、分叶肾、驼峰肾、脾肾融合和肾交叉融合；②炎性疾病，包括肾脓肿、局灶性肾盂肾炎和瘢痕肾；③肉芽肿性疾病，包括黄色肉芽肿性肾盂肾炎、结节病、软化瘢痕和结核；④血管性疾病，包括髓外造血、动静脉畸形、肾盂血肿和抗凝引起的肾包膜下血肿；⑤其他，如反流引起的再生结节等。

2. 黄色肉芽肿性肾盂肾炎的概念

黄色肉芽肿性肾盂肾炎（xanthogranulomatous pyelonephritis）是一种少见的由细菌感染引起的肾实质及肾周组织慢性非特异性炎性病变，由 Schlagenhaufen 于 1916 年提出，占所有肾感染的 0.6%～1.4%。由于本病的发病率不高，其临床及影像学特点与肾肿瘤相似，尤其为局限性类型，被称为肾肿瘤的超级模仿者，术前区分局限性黄色肉芽肿性肾盂肾炎与肾肿瘤较为困难。Malek 与 Elder 于 1978 年对该疾病进行了分类、分级。黄色肉芽肿性肾盂肾炎包括局限性类型（假瘤型，约为 15.4%）、弥漫性类型（约为 84.6%）。该病起病隐匿，进展缓慢，早期不会引起明显不适，因此早期难以被发现。常以中晚期并发症为首要症状就诊或体检时发现。其中晚期的并发症主要有肾萎缩、肾积水、单侧肾功能下降或丧失、肾结石。对于弥漫性或晚期黄色肉芽肿性肾盂肾炎，肾脏切除为主要治疗方法；局限性黄色肉芽肿性肾盂肾炎可行肾部分切除术或抗炎非手术治疗。

3. 脾肾融合的概念

脾肾融合是指肾脏内发现异位的脾脏组织，可能是妊娠第 2 个月时肾脏中胚层和脾脏原始基质对损伤的继发畸形变异，也可能是外伤或脾脏切除后脾组织植入后继发获得。脾肾融合多发生于左肾，右肾极少见。常表现为无症状的肿块或表现为脾功能亢进。CT 和 MRI 增强检查表现为肾脏上可强化的实质性肿块。病理上表现为病灶内有出血，与周围的正常肾脏组织有明显的区分。

4. 肾动静脉畸形

动静脉畸形可为先天性或获得性，最多见的原因为外伤，其他原因为手术、肿瘤、特发性等。肾动静脉畸形可发生在肾实质内或肾窦内，其中动静脉瘘占 70%～80%。由于其可以强化，因此在增强 CT 的检查中很难与肾脏恶性肿瘤相鉴别。超声可通过病变内有无回声鉴别是否有实质性占位，无回声区内有典型的动静脉血流时可确定诊断。

四、肾囊肿与肾癌

1. 肾囊肿的概念

肾脏是产生尿液的器官，我们肉眼看到的肾脏是实质性的，其实肾脏的实质内有很多肉眼看不见的微小管道，管道里流的是从血液中滤过的初级尿液。由于某些先天性或后天性原因，这些管道堵塞后，管道就会像气球一样，逐渐增大，表现为局限在肾脏内或突出于肾脏外的"水泡"。这种发生在肾脏的"水泡"在医学上称为肾囊肿，它可以发生于肾脏的任何地方，可大可小，可多可少，形状也各不相同。肾脏是人体最容易发生囊肿的器官之一，在 50 岁以上的人群中约50%的有或大或小的良性单纯性肾囊肿。肾脏囊性疾病是一大类疾病，大致可以分为以下 8 类：①单纯性肾囊肿；②复杂性肾囊肿；③囊性肾细胞癌；④VHL 病；⑤肾囊腺瘤；⑥常染色体显性遗传多囊肾病；⑦常染色体隐性遗传多囊肾病；⑧先天性肾病综合征等。

2. 单纯性肾囊肿

根据肾囊肿的形态不同，我们将肾囊肿分为单纯性肾囊肿和复杂性肾囊肿。所谓单纯性肾囊肿，指的是肾脏的囊肿形态规则，呈球形，囊壁薄而光滑，囊内液体清亮，囊内没有分隔、小结节或者出现囊套囊的情况。目前认为，单纯性肾囊肿是一种良性病变，多数患者平时无任何症状，体检时才偶然发现，它对肾脏的功能基本无影响，如果肾囊肿太大，对肾脏组织或者周围脏器造成压迫，可以考虑穿刺抽液或者手术切除（囊肿去顶减压）。

3. 复杂性肾囊肿

复杂性肾囊肿指的是肾脏的囊肿和单纯性肾囊肿不一样，且具有以下任何一项特点：①囊壁较厚或者厚薄不均匀，有的地方厚，有的地方薄；②囊肿内有明显的分隔或者钙化（囊内有一些点状或片状的亮点）；③囊肿内有出血或者感染，囊肿内的液体密度较高或者密度不均匀；④囊肿内有一些实性结节或者囊肿与周围正常组织界线不清楚；⑤增强 CT 扫描时囊壁、囊内分隔或囊内的小结节有明显强化。这些"长相丑陋"（不规则）的肾囊肿可能是肾囊肿合并出血或感染、肾盏憩室、肾脓肿、肾结核等良性病变，也可能是合并肾癌等恶性病变。因此一旦发现，必须行进一步检查以明确诊断，千万不能像单纯性肾囊肿一样保守观察。

4. 肾囊肿是否一定为良性

肾囊肿并不一定都是良性的，我们通常见到的肾囊肿中大多数是单纯性肾囊肿，可以比作一个注满清水的游泳池，而有些肾囊肿与单纯性肾囊肿存在一定的差异，如囊内出现了分隔、结节并且增强扫描后出现强化，就像是在泳池内私搭乱建了一些墙壁。根据泳池内墙壁的多少及性质，Bosniak 将肾脏囊性病变分为 4 级，"墙壁"数量越多并且性质越不好，囊肿的分级就越高，而分级越高，其为恶性的可能性就越大，所以肾囊肿都是良性病变的说法是片面的。

5. 复杂性肾囊肿的分型

复杂性肾囊肿是区别于单纯性肾囊肿的一系列肾脏囊性病变的总称，尚无明确的定义。博斯尼亚克（Bosniak）根据肾脏囊性病变的 CT 表现将肾脏囊性病变分为 4 级。有些复杂性肾囊肿根据其影像学表现会被归为ⅡF 级、Ⅲ级甚至是Ⅳ级。而ⅡF 级、Ⅲ级、Ⅳ级均有可能为恶性，所以说部分"复杂性肾囊肿"有"癌"的可能。

（1）Ⅰ级良性单纯性肾囊肿：囊壁薄呈细线样，无分隔、无钙化、无实性部分，水样密度，无强化。

（2）Ⅱ级良性肿瘤（不需随诊）：囊内有少数细线样分隔，壁和分隔略有强化；壁或分隔有细小或短段稍厚钙化；小于 3cm 均一高密度病变，边缘光整，无强化。

ⅡF 级良恶性不能确定（需随诊，F 为英文"随诊"的缩写）：囊内有多发细线样分隔，囊壁或分隔轻度光滑增厚和略有强化；囊壁或分隔有粗厚或结节状钙化，但无强化的软组织部分；大于 3cm 的高密度病变，无强化。

（3）Ⅲ级良恶性难以确定（需手术治疗）：囊壁或分隔呈光滑或不规则增厚，并有确切强化。

（4）Ⅳ级恶性囊性变（需手术治疗）：除具Ⅲ级表现外，还有与囊壁或分隔相邻的强化软组织成分。

6. CT 和 MRI 在确诊复杂性肾囊肿中的价值

临床上明确复杂性肾囊肿性质最常用的影像学检查是彩超、CT 和 MRI 等，上述检查方法各自都有优缺点。彩超检查方便快捷、无射线、无创伤、费用低，是肾囊肿性疾病的主要筛查方法。CT 平扫和增强可以明确复杂性肾囊肿内的精细结构，是诊断复杂性肾囊肿的最主要方法。MRI 对囊肿内液体性质和软组织的判断更有优势。

7. 复杂性肾囊肿 Bosniak 分级系统

表现为复杂性肾囊肿的疾病中有的是良性的，保守观察即可，有的是恶性的，需要及时手术治疗。如何判断复杂性肾囊肿的良恶性呢？1986 年，Bosniak 等根据肾囊肿的形态特点，将其进行分级，建立了 Bosniak 分级系统。该系统不仅可以将肾囊肿分为Ⅰ、Ⅱ、Ⅲ和Ⅳ级 4 级，而且还对相应的分级给出合理的治疗建议。2005 年，该团队对该分级系统进行了进一步的完善，新增了ⅡF 这一分级，使其更科学、合理。

表 2-1 为 Bosniak 分级系统。

表 2-1 Bosniak 分级系统

分级	特点	治疗建议
I 级	囊壁较薄，囊腔内无分隔，无钙化，无实性成分 囊内呈水样密度，无增强	良性病变 不需要随访
II 级	囊腔内可见少量不强化的细小分隔 囊壁和分隔处可见细条或轻度增厚的钙化灶 高密度的囊肿，密度均匀、边缘光滑且不增强（直径<3cm）	良性病变 不需要随访
IIF 级	囊内有多个、纤细、不强化的分隔 轻度增厚的囊壁或分隔可能包含结节样和增厚的钙化灶,但无强化表现 高密度的囊肿，密度均匀、边缘光滑且不增强（直径>3cm）	病变性质不确定 需要进一步随访
III 级	囊壁均匀增厚或结节样改变 囊内分隔增厚、不规则或者钙化 囊壁或分隔有明显强化表现	疑似恶性 建议手术切除 部分病例可选择保守观察或者射频消融治疗
IV 级	厚壁囊肿 囊内分隔粗大、不规则、结节状 除分隔外，有明显增强的实性结节	考虑恶性 建议手术切除 建议对实性成分进行穿刺活检 部分病例可选择保守观察或者射频消融治疗

从表 2-1 中可以看出，同样是复杂性肾囊肿，分类不同，治疗也截然不同，有的要积极手术治疗，有的只需要定期随访即可。

五、组织学诊断的常见方法

1. 肾肿瘤的组织学诊断常见方法

肾肿瘤的组织学诊断方法与其他各种肿瘤基本类似，在穿刺或手术获取相应的组织标本后，通过大体观察标本特点、光学显微镜下观察组织学特征、免疫染色分析及分子病理诊断等方法对肾肿瘤进行诊断并分型。

2. 穿刺能否明确复杂性肾囊肿病理诊断

肾脏的实质性肿瘤性质不明确时可行穿刺明确诊断，将肿瘤组织经染色后在显微镜下观察，可以明确肿瘤的性质。复杂性肾囊肿诊断不明确时是否也可以进行穿刺活检呢？答案是否定的。事实上，复杂性肾囊肿和疑似为多房囊性肾癌的患者行穿刺诊断的阳性率非常低，主要是因为复杂性肾囊肿的主体是囊性组织及囊液，恶性组织往往比较少，且呈局灶性或散在性分布，穿刺往往难以取到癌肿组织。另外，和肾脏实性肿物相比，复杂性肾囊肿的囊壁相对较薄，穿刺的针口容易开裂，囊液内的癌细胞可能外溢，有导致肿瘤细胞种植播散的风险，不建议常规对囊性肾肿物进行穿刺活检。

3. 肾肿瘤的大体标本特点

不同病理类型的肾肿瘤，其大体标本特点各不相同。例如，肾透明细胞癌表现为肾实质区圆形实性肿物，且经常突出于正常肾轮廓之外，与周围肾组织界限清楚，可见假性包膜；切面通常为五彩状，由质地较软的鲜黄色肿瘤实质及灰白色的水肿性间质、出血区、坏死区，以及囊性病变构成，偶见钙化或骨化。乳头状肾细胞癌通常表现为边界清楚的淡褐色或棕褐色球状肿物，约 2/3 的病例具有明显的出血和坏死。切面质脆或呈颗粒状，体积较大的肿瘤周围常有致密纤维组织包绕，约 1/3 的病例出现钙化。肾嫌色细胞癌表现为相对透明的胞质，形成精致的网状，类似"植物细胞"，因其细胞嫌色特征而得名。肾集合管癌通常位于肾髓质中部，常扩张至肾皮质和肾门组织；典型的表现为边缘浸润性且切面灰白色伴有中央坏死；常与肾盂相连。多房囊性肾细胞癌表现为界限清楚的类圆形肿物，有纤维性包裹，与周围组织分离，切面有大小不等的囊腔，其内充满浆液性或血性液体，肿瘤间隔内可有钙化，偶见骨化。

4. 肾肿瘤的组织学特征

肾透明细胞癌主要由 2 种细胞组成，即透明细胞和颗粒细胞。典型的透明细胞呈圆形或多边形，细胞质中含有大量糖原和脂质。颗粒细胞一般呈圆形，细胞质丰富，包膜清楚，细胞质含有较多的嗜酸性颗粒。乳头状肾细胞癌根据组织病理学改变分为 I 型和 II 型，I 型比 II 型常见。I 型：肿瘤细胞较小，细胞质稀少呈嗜碱性，细胞核一致，小而近圆形，核仁小或无法见到；II 型：肿瘤细胞较大，细胞质丰富，呈嗜酸性，肿瘤细胞核排列成假复层结构，体积大、圆形，常见明显的核仁。肾嫌色细胞癌的肿瘤细胞体积大，呈三角形，细胞质透明略呈网状，细胞膜非常清晰（嫌色细胞），亦可见嗜酸性细胞质的肿瘤细胞核周空晕是此型的特征之一，并可见双核细胞。肾集合管癌的肿瘤细胞形态多种多样，呈立方形、柱状或多边形。细胞质呈嗜酸性或透明，核深染，多形性，可见嗜酸性核仁。多房囊性肾细胞癌的肿瘤细胞的细胞质透明，细胞扁平或肥胖，细胞核小而圆，染色质深染而致密，与透明细胞相似。囊间隔由纤维组织构成，较为致密，似瘢痕样组织。

5. 肾肿瘤的免疫染色分析特点

肾透明细胞癌表现为 CK8、CK18、波形蛋白（vimentin）、CD10 和 EMA 阳性。肾乳头状腺癌 CK7 呈阳性，且 I 型阳性率较 II 型高。肾嫌色细胞癌 CK 阳性，vimentin 阴性，上皮细胞膜抗原（EMA）弥漫阳性，凝集素（lectins）和小清蛋白（parvalbumin）

阳性，肾细胞癌抗原弱阳性，CD10 阴性。肾集合管癌表现为 34β E12、CK19、vimentin 阳性，CD10 和 villin 阴性。多房囊性肾细胞癌表现为 CK 和 EMA 阳性。

6. 肾癌的分子病理

肾癌的发生、发展是多阶段、多步骤的过程，包括癌基因激活和抑癌基因失活在内的一系列遗传学改变。肾癌的分子病理是采用分子生物学技术从核酸和蛋白水平研究肾癌分子病理变化规律。根据分子变异特征对肾癌行进一步判断或直接做出病理诊断。常用的分子病理相关技术包括聚合酶链反应、DNA 分子克隆技术、核酸序列测定技术、核酸分子杂交技术、荧光原位杂交、生物芯片技术和流式细胞技术等。

7. 常见类型肾癌的分子病理特征

肾透明细胞癌的遗传学改变是以 3p 缺失，*VHL* 基因突变、甲基化或缺失为特征；常见的染色体缺失区域包括 4q、6q、9p、13q、Xq、8p，常见的染色体扩增区域包括 5q、9q、17p、17q。乳头状肾细胞癌在遗传学上以 Y 染色体丢失、7 号染色体和 17 号染色体的三倍体或四倍体异常为特征；较典型的分子遗传学异常尚有 *C-MET* 基因活化、+12q、+16q、+20q、-1p、-4q、-6q、-9p、-13q、-xp、-xq、-Y 等。肾嫌色细胞癌的遗传学以多个染色体丢失和单倍体为特征，杂合性丢失常发生在 1、2、6、10、13、17 或 21 号染色体。肾集合管癌以染色体 18、21 和 Y 染色体单体丢失及染色体 7、12、17、20 的多倍体异常较常见。

第三章

分期分类

导读：肾癌目前存在多种分期分类系统，其中以 TNM 分期最为常用。根据 TNM 分期系统，肾癌可简单分为局限性（早期）肾癌、局部进展性（局部晚期）肾癌和转移性（晚期）肾癌。不同分期的肾癌，其治疗方式不同。

一、TNM 分期

肾癌的 TNM 分期

肾癌的 TNM 分期是指美国癌症联合委员会（AJCC）根据肾原发肿瘤的情况（T）、区域淋巴结（N）及远处转移情况（M）将肾癌进行分期。具体如表 3-1 所示。

表 3-1　肾癌的 TNM 分期（AJCC）

分期	标准
原发肿瘤的情况（T）	
Tx	原发肿瘤无法评估
T0	未发现原发肿瘤
T1	肿瘤局限于肾内，最大径≤7cm
T1a	肿瘤最大径≤4cm
T1b	4cm<肿瘤最大径≤7cm
T2	肿瘤局限于肾内，最大径＞7cm
T2a	7cm<肿瘤最大径≤10cm
T2b	肿瘤最大径＞10cm
T3	肿瘤侵及肾静脉或除同侧肾上腺外的肾周围组织，但未超过肾筋膜
T3a	肿瘤侵及肾静脉或侵及肾静脉分支的肾段静脉或侵犯肾周脂肪和（或）肾窦脂组织，但未超过肾筋膜
T3b	肿瘤侵及横膈下的下腔静脉
T3c	肿瘤侵及横膈上的下腔静脉或侵及下腔静脉壁
T4	肿瘤侵透肾筋膜，包括侵及邻近肿瘤的同侧肾上腺

分期	标准
区域淋巴结（N）	
Nx	区域淋巴结转移无法评估
N0	无区域淋巴结转移
N1	有区域淋巴结转移
远处转移情况（M）	
Mx	远处转移无法评估
M0	无远处转移
M1	有远处转移

二、局限性肾癌

1. 局限性肾癌的概念

局限性肾癌即早期肾癌，指肿瘤局限于肾内，大小不限，无淋巴结转移，无远处器官转移（第 8 版 AJCC 的 TNM 分期中的 T1～2N0M0 期肾癌，临床分期Ⅰ、Ⅱ期）。

2. 局限性肾癌的治疗选择

局限性肾癌是指 TNM 分期为 T1～2N0M0 期的肾癌，临床分期Ⅰ、Ⅱ期。局限性肾癌首选的治疗方法为外科手术，主要包括根治性肾切除术（radical nephrectomy，RN）和肾部分切除术（partial nephrectomy，PN）。肾部分切除术适用于位于肾脏表面、便于手术操作的 T1a 期肾癌。对于完全内生性或特殊部位如肾门、肾窦部位的 T1a 期肾癌，以及经过筛选的 T1b 期肾癌，根据术者的技术水平和经验、所在医院的医疗条件及患者的体能状况等进行综合评估，可选择肾部分切除术。根治性肾切除术适用于不适合行肾部分切除术的 T1a 期肾癌患者，以及临床分期为 T1b 期、T2 期的肾癌患者。除了外科手术，局限性肾癌的治疗方法还有射频消融、冷冻消融等。

三、局部进展性肾癌

1. 局部进展性肾癌的概念

局部进展性肾癌（locally advanced renal cell carcinoma）是指伴有区域淋巴结转移和（或）肾静脉瘤栓和（或）下腔静脉瘤栓和（或）肿瘤侵及肾周脂肪组织和（或）肾窦脂肪组织（但未超过肾筋膜），无远处转移的肾癌，2010 年 AJCC 临床分期为Ⅲ期，既往称为"局部晚期肾癌"。局部进展性肾癌包括 T1N1M0、T2N1M0、T3N0M0 及 T3N1M0 期。

2. 肾脏肿瘤癌栓

肾癌的一个独特特点是好侵犯静脉系统，比其他任何肿瘤类型都更为常见，这一现象可见于 10% 的肾癌患者。肾癌向肾静脉血管内扩散，又称为静脉瘤栓。这一特点最常表现为连续的癌栓延伸至下腔静脉，甚至高至右心房水平。许多此类癌栓都有动脉血流供应，并高度血管化。

3. 局部进展性肾癌的治疗

根治性肾切除术是局部进展性肾癌治疗的标准手段。对于伴有区域淋巴结转移的局部进展性肾癌，早期的研究主张做区域或扩大淋巴结清扫术，而近期的研究认为区域或扩大淋巴结清扫术只对术后淋巴结阴性患者判定肿瘤分期有实际意义，由于淋巴结阳性患者多伴有远处转移，手术后需要综合治疗，因此区域或扩大淋巴结清扫术只对少部分患者有益。对于伴有肾静脉瘤栓和（或）下腔静脉瘤栓的局部进展性肾癌，建议行肾和（或）下腔静脉瘤栓取出术。对于肿瘤体积巨大或合并肾功能不全等无法行手术治疗或手术风险较高的患者，在手术前应用药物进行新辅助治疗，可降低手术难度，改善患者预后。新辅助治疗的主要意义有减轻肿瘤负荷，缩小下腔静脉瘤栓，消灭微转移灶，从而为不能手术的患者创造手术机会，以及评价肿瘤对药物的敏感性而决定术后进一步的治疗方案。肾癌新辅助治疗从细胞因子的药物治疗到作用于血管内皮生长因子的靶向治疗，再到近年来应用的免疫治疗，一直在不断发展。

四、转移性肾癌

1. 转移性肾癌的概念

转移性肾癌指伴有其他器官转移的肾癌，即临床分期为Ⅳ期的肾癌患者。

2. 肾脏肿瘤是否会出现转移

并不是所有的肾脏肿瘤都会出现转移。肾脏肿瘤依据病理可以分为良性和恶性，肾脏良性肿瘤占肾脏肿瘤的比例较少，约占 5%，如肾血管平滑肌脂肪瘤（肾错构瘤）、嗜酸细胞腺瘤、后肾腺瘤等，经手术完整切除后极少出现复发和转移，一般没有侵袭性。与之相反，肾脏恶性肿瘤的比例高，约占 95%，其中肾癌占原发性肾脏恶性肿瘤的 80%～90%，如肾透明细胞癌、乳头状肾细胞癌、肾嫌色细胞癌等，它们的形态和组织功能都与正常的细胞非常不同，生长迅速，而且细胞分裂、增殖完全不受控制，一旦突破肾脏结构，可以向周围的组织器官发生侵袭，并通过肾脏周围的淋巴管网和血管网发生远处器官转移。还有一些恶性肿瘤如肾集合管癌常表现为浸润性生长，这类肿瘤即使手术完整切除，也存在复发和转移的可能。肾癌的转移最多发生在肺，其次是骨、肝脏、肾上腺、皮肤和脑等。全身转移是肾癌预后较差的表现，其 1 年生存率不到 50%，5 年生存率为 5%～30%，10 年生存率为 0～5%。

3. 肾癌常见的转移部位

肾癌主要通过血行转移，即癌细胞侵入血管转移至远处部位。肾癌最常见的转移部位包括肺、骨、肝、脑、胸膜和肾上腺等。

4. 肾癌容易转移的情况

一般来说，肾脏肿瘤的预后主要与 2 个方面的因素有关，一方面是肿瘤本身的特性，如肿瘤的恶性程度和肿瘤的分期分级；另一方面是治疗方面的因素，包括治疗手段、手术过程、术后随访等。通常出现以下情况时易发生转移：①肿瘤已经侵犯肾周围的脂肪；②肿瘤侵犯同侧肾上腺；③脉管（小的淋巴管或血管，无法具体分清楚，统称为脉管）有癌侵犯；④肿瘤的 Fuhrman 核分级为 3～4 级（即肿瘤高度恶性）；⑤肿瘤中有坏死（比例越高则越差）；⑥肿瘤中含有肉瘤样成分（比例越高则越差）。此外，肾癌假包膜是否完整、病理类型和肿瘤大小也对术后的复发和转移产生影响。病理类型中的肾集合管癌和肉瘤样癌一般预后都很差，即使肾脏的原发病灶很小，也可出现远处转移或腹膜后淋巴结转移。小肿瘤如具有上述特点或因假包膜不完整造成手术切缘阳性，同样易发生转移，需要术后严密随访。

5. 转移性肾癌能否手术治疗

转移性肾癌的手术治疗包括减瘤手术和转移灶的手术治疗。对于体能状态良好、低危险因素的患者，首选减瘤手术。减瘤手术可提高免疫治疗或靶向治疗的疗效，可缓解肾癌的临床症状如腹部肿块、腰部疼痛及肉眼血尿等；此外，极少数患者切除原发的肾脏肿瘤病灶后，远处的转移灶也自然消退。对于根治性肾切除术后出现的孤立转移瘤及肾癌伴发孤立性转移、体能状态良好的患者，可选择外科手术治疗。对于伴发转移的患者，可视患者的身体状况选择转移灶切除术，与肾脏手术同时进行或分期进行。

五、特殊类型的肾癌

1. 肾细胞癌和肾盂癌的区别

肾细胞癌和肾盂癌不是一种肿瘤，虽然二者相邻，但是起源却不同。肾细胞癌是起源于肾实质泌尿小管上皮系统的恶性肿瘤，又称肾腺癌，简称为肾癌。肾盂癌是指发生于肾盂或肾盏上皮组织的尿路上皮恶性肿瘤。多数的早期肾癌没有任何症状，大多数是通过体检被发现的。发展到晚期可出现腰痛、血尿、腹部肿块等症状。

而肉眼血尿是肾盂癌的常见症状，即人们常说的尿血。二者手术治疗方式存在不同，肾癌可行根治性肾切除术或肾部分切除术。肾盂癌则需行患侧肾脏全切术+输尿管全长切除+膀胱袖状切除术，后者切除范围要大一些。肾盂癌术后往往需要行膀胱灌注化疗。肾癌和肾盂癌术后复查也有不同，前者术后一般做肾脏 CT 及胸部 CT 来排除复发和转移；后者需要行膀胱镜检查及泌尿系统其他部位的检查来排除肿瘤的复发。

2. 囊性肾癌与肾癌

囊性肾癌并不一定是恶性程度比较高的肾癌，囊性肾癌在肾癌中所占比例相对较低。大部分患者无明显症状或体征，多为体检时偶然发现，很少出现肾癌三联征，即腰腹痛、肉眼血尿和腹部肿块。囊性肾癌的病理分型仍以透明细胞癌多见。囊性肾癌的预后主要与肿瘤分期及分级有关，肿瘤的分期越晚，分级越差，其预后也越差。囊性肾癌病理分期及分级一般较低，较少发生远处转移，整体预后一般较其他类型肾癌好。因此，囊性肾癌并不一定是恶性程度比较高的肾癌。

3. 囊性肾癌与肾囊肿的鉴别

二者区别还是比较明显的。典型的肾囊肿影像学表现多为圆形低密度影，囊内液体密度均匀，其内无实性病灶，边缘清晰，增强扫描时囊液及囊壁不会出现强化，并且与周围的肾组织有明显的分界线。囊性肾癌则与前者相反，囊内液体的密度多高于水，其内常可见分隔、实性成分及壁结节；囊内的分隔、实性成分及壁结节在增强扫描时多有强化。

六、遗传性肾癌

1. 遗传性肾癌

肾癌具有遗传和散发 2 种形式，其中绝大多数是散发性肾癌。遗传性肾癌（或称家族性肾癌）少见，约占肾癌的 4%。遗传性肾癌是家族遗传而导致的肾癌，常属于隐性遗传性疾病，需要进行基因检测来评估家族中导致肾癌的基因。其中常见的遗传性肾癌包括 VHL 病、遗传性乳头状肾细胞癌、遗传性平滑肌瘤病肾细胞癌（hereditary leiomyomatosis and renal cell carcinoma，HLRCC）及 BHD 综合征等。

2. VHL 病

VHL 病为一种罕见的常染色体显性遗传病，由于生殖细胞 *VHL* 基因突变，多种组织、器官发生良、恶性病变。主要临床表现为视网膜血管瘤、中枢神经系统血管母细胞瘤、肾癌、肾囊肿、胰腺肿瘤囊肿、嗜铬细胞瘤、附睾肿瘤和囊肿等病变，所有这些肿瘤都富含血管，发病率为 1/36 000。VHL 病中肾癌的发病率为 28%～45%，几乎所有的病理类型均为透明细胞癌。患者发病年龄早，常在 20～50 岁时发病，呈双侧多发性肾癌，进展较慢，发生转移晚。

3. 遗传性乳头状肾细胞癌

遗传性乳头状肾细胞癌（hereditary papillary renal cell carcinoma，HPRCC）为常染色体显性遗传病，其病理类型全部为Ⅰ型乳头状肾癌。HPRCC 的临床特点与 VHL 病肾癌相似，多为双侧多发性肾癌，发病年龄较晚，进展较慢，一般建议在肿瘤较大时施行肿瘤剜除术。HPRCC 与 *MET* 基因关系密切。*MET* 基因的过度激活可使细胞增殖、分化调节紊乱，诱发血管形成和增加细胞运动性，促进肿瘤的形成。

4. 遗传性平滑肌瘤病肾细胞癌

遗传性平滑肌瘤病肾细胞癌普遍伴发皮肤多发性平滑肌瘤（多发生于上肢及胸壁）、子宫平滑肌瘤病及Ⅱ型乳头状肾细胞癌。HLRCC 是由延胡索酸水合酶（fumarate hydratase，FH）基因胚系突变导致。女性患者除皮肤病变外，还可表现为多发、早发、有症状的子宫平滑肌瘤。肾脏受累的患者则表现为早发性的单侧、单发肾细胞癌。

5. BHD 综合征

BHD 综合征是指患有皮肤纤维毛囊瘤、肺囊肿、自发性气胸及多种原发于远侧肾单位的肾肿瘤的临床综合征。

第四章

诊断评估

导读：肾脏占位的诊断评估，除对伴随症状和对区分占位的良恶性的检查外，还需要在临床诊断相对明确、决定手术之前进一步对肾脏、全身其他器官如心肺等进行功能评估。除了传统的检查项目，近年来一些新的技术手段也在不断涌现。

一、临床表现

1. 肾癌的常见症状

肾细胞癌（renal cell carcinoma，RCC）简称为肾癌，在我国泌尿生殖系统恶性肿瘤发病率中居第二位，仅次于膀胱癌。早期肾癌无明显症状，很多患者甚至一点感觉都没有。无症状肾癌（incidental renal cell carcinoma，IRCC）是指无临床症状或体征，仅由于健康体检或诊治其他疾病时偶然发现的肾癌。随着腹部影像学检查的应用越来越广泛及人们健康意识的增强，IRCC 的检出率也越来越高。症状肾癌（symptomatic renal cell carcinoma，SRCC）是指因肾癌典型三联征"腰痛、血尿、腹部肿块"或者贫血、发热、体重减轻等全身症状中某一项或某几项症状而就诊者。约 30%的肾癌患者可合并副瘤综合征，表现为高血压、红细胞沉降率增快、红细胞增多症、肝功能异常、高钙血症、高血糖、神经肌肉病变、淀粉样变性、溢乳症、凝血机制异常等。此外，部分肾癌患者是以转移灶的临床表现为首发症状而就诊的，如骨痛、骨折、咳嗽、咯血、颈部淋巴结肿大等。虽然肾癌的发病率增加了，但是因早期发现而及时手术治疗的比例也增加了，患者总体生存率较之前明显上升，因此早期诊断和治疗是降低肾癌病死率的有效方法。

2. 什么是副瘤综合征

临床上有 10%～40%的肾癌会出现副瘤综合征，也称为副肿瘤综合征，是指与肿瘤局部症状及转移症状无关的一系列症状，一般与肿瘤的神经内分泌功能有关。肿瘤除了能在局部和远处转移，并通过肿瘤压迫、浸润等方式直接造成组织器官破坏外，还可以通过分泌某些物质，间接对人体产生一系列破坏，主要包括以下表现：

（1）高血压：主要是由肾癌导致的肾素分泌增加而引起。有研究证明，伴随肾癌出现的高血压，一般提示预后较差，应尽早手术治疗。

（2）贫血：众所周知，铁是造血的必需原料，目前研究证实，肾癌患者出现的贫血主要是由于肿瘤产生铁结合性蛋白（铁蛋白、乳铁蛋白等）与红细胞竞争结合血清铁，导致铁进入瘤细胞而不能被红细胞利用，从而造成贫血。

（3）发热：25%的原发肾癌分泌白细胞介素（IL）-6，可能是肾癌发热的主要原因。有 4%的肾癌以发热为其唯一表现，体温一般为 38.1～39℃，抗生素治疗效果欠佳。应用退热药治疗效果不佳，手术切除瘤体后患者体温大多可以恢复。

（4）红细胞增多症：目前认为 VHL 基因失活性突变导致肾癌细胞分泌促红细胞生成素（EPO）增多是发生红细胞增多症的主要原因。EPO 可作为判定肿瘤切除后是否需要进行辅助治疗的标准。

（5）Stauffer 综合征（肾癌非转移性肝功能损害）：由斯托弗（Stauffer）发现，文献报道其发生率为 3%～20%。Stauffer 综合征发生的机制目前尚不明确，可能与肿瘤细胞分泌的肝细胞毒素及溶酶体酶相关。同时多数患者术后短期内肝功能恢复正常，而肝功能持续异常者预后相对不良。

（6）食欲缺乏、乏力、体重减轻及低蛋白血症：被定义为恶病质，往往被认为是肿瘤晚期的征兆，提示预后不良。

（7）红细胞沉降率（ESR）增快：提示肿瘤恶性程度较高且预后较差。

（8）高钙血症：可能与瘤细胞分泌甲状旁腺激素类似物相关，某些细胞因子如TNF-α、IL-6、IL-1、IFN-β 等在血钙升高中可能也起重要作用。肾癌患者伴发高钙血症时，临床分期较晚，且 50%已发生转移，提示预后不良。

（9）糖代谢紊乱：血糖升高和降低在文献中均有报道。

（10）性激素异常：表现为轻度的雌二醇升高及睾酮下降。

3. 肾癌为什么会出现精索静脉曲张

精索静脉曲张是由于精索静脉回流障碍，阴囊及睾丸的静脉血无法顺利回流，甚至反流造成的精索静脉曲张。临床表现为阴囊潮热、下坠、瘙痒，症状严重的可以看见或触摸到阴囊表面的蚯蚓状血管团，与下肢大隐静脉曲张表现类似。青少年出现的精索静脉曲张多见于左侧，一般为静脉血管瓣发育异常所致。临床特点是站立位症状加重，平卧后症状缓解。左侧的精索静脉需先汇入左肾静脉，然后共同汇入下腔静脉，而右侧精索静脉在右肾静脉下方汇入下腔静脉。可以说，肾静脉处于精索静脉回流的必经之路上，而肾脏肿瘤患者出现的精索静脉曲张正是由于肾静脉或下腔静脉内瘤栓霸占了精索静脉回流的通路，阻碍了精索静脉内血液回流而引起。

一般见于肾癌 T3 期及以上肿瘤，出现肾静脉或下腔静脉内瘤栓及精索静脉回流受阻。肾癌患者出现精索静脉曲张提示肿瘤分期较晚，预后不良。肾癌精索静脉曲张的特点为平卧后症状不消失。

4. 为什么癌症常一发现就是中晚期

近年来，我国癌症发病率仍然处于逐渐上升的态势，防控形势严峻。癌症早期的症状其实是没有的，或者说几乎是非常轻微的。为什么癌症早期都没有症状，第一个原因，考虑癌症早期肿瘤较小，对人体的破坏非常轻微且对人体的消耗也很轻，导致人体没有任何不适的感觉。第二个原因，考虑癌症早期的症状有时与良性疾病的症状相似，使人体无法区分良、恶性症状的差别。第三个原因，人们的健康意识不是特别高，有时对某些症状没有完全认识。因此，大家应该重视自身健康，定期进行健康体检，从而发现没有症状的早期肿瘤并及早治疗，平时生活中也应该多运动、多锻炼身体。

5. 肾癌一定会引起腰痛吗

肾癌三大典型症状分别为血尿、腰痛、腹部肿块，如果出现上述症状多半提示肾肿瘤已经进入中晚期，中晚期的病灶通常比较大，能够在腰腹部产生可以触及的肿块并且引起相关的疼痛。早期的肾肿瘤通常病灶比较小，不会引起腰痛等相关症状。因此，腰痛病史较长者不能除外肾癌的可能，需进行进一步的检查。肾癌引起的腰痛一般为慢性钝痛，如果肿物突然破裂出血或血凝块堵塞输尿管则会引起突发腰痛，但突发腰痛最常见于输尿管结石引起的肾绞痛。

二、辅助检查

（一）疾病确诊所需检查

1. 如何判断肾脏肿瘤的良、恶性

肾脏肿瘤中 95% 左右的是恶性，良性肾脏肿瘤很少见，但是也会有 5% 的可能性是良性肾脏肿瘤，如肾血管平滑肌脂肪瘤。肿瘤的良、恶性最终需要病理学诊断，但在术前可以通过检查做出初步的判断。

（1）超声检查：是最简便的、无创伤的检查方法，且价格低，可作为常规体检的一部分，也可作为肾脏肿瘤的筛查手段。肾脏内超过 1cm 的肿块即可被超声发现，重要的是可初步推断肿块是否是肾脏肿瘤。肾脏肿瘤通常为实性肿块，而肾血管平滑肌脂肪瘤因为含脂肪较多，其超声表现为脂肪组织的强回声，容易和恶性肾脏肿瘤相区分，从而对肾脏肿瘤的良、恶性做出初步的判断。另外，超声检查发现肾脏肿瘤时，还可以初步判断肿瘤是否穿透包膜、肾周脂肪组织，有无肿大淋巴结，肾静脉、下腔静脉内有无癌栓，肝脏有无转移等。

（2）CT 检查：可以显示肿瘤的部位、大小、有无累及邻近的器官。肾癌经 CT 检查表现为肾实质内肿块，亦可突出于肾脏表面，肿块呈类圆形或分叶状，边界清楚或模糊，平扫时呈密度不均匀的软组织块，其内部可有出血坏死或钙化。经静脉注入对比剂后，肿瘤 CT 值亦有增高，但低于正常肾实质，使肿瘤边界更为清晰。如肿块 CT 值在增强后无改变，可能为囊肿。结合对比剂注入前后的 CT 值及液体密度即可确定诊断。肾血管平滑肌脂肪瘤由于其内含大量脂肪，CT 值常为负值，内部不均匀，增强后 CT 值升高，但仍表现为脂肪密度。通过这些表现，可以在术前对肿瘤的良、恶性做出判断。

（3）MRI 检查：对肾癌诊断的准确性与 CT 相仿。在显示邻近器官有无受侵犯、肾静脉或下腔静脉内有无癌栓方面，MRI 则优于 CT。MRI 通常作为超声和 CT 检查不能定性的肾脏肿瘤的诊断工具，主要用于在增强 CT 扫描中表现不典型、诊断较困难病变。MRI 也经常用于因肾功能受损而不能行增强 CT 检查的患者。MRI 相对于 CT 检查有无辐射及较高的软组织对比度的优点，可作为肾脏肿瘤初查的选择手段，近年来越来越多地被临床应用。

（4）肿瘤分期检查：即通俗意义所说的肿瘤是早期、中期还是晚期，需要对全身其他的器官进行检查，检查有没有肿瘤转移的迹象。例如，做胸部 X 线片或者胸部 CT、上腹部 CT，可以确定肾脏肿瘤是否穿透包膜、肾周脂肪组织，有无淋巴结肿大，肾静脉、下腔静脉内有无癌栓，确定肺、肝等内脏有无转移。部分患者可能会有头痛、感觉和运动障碍，还要检查脑部与脊柱，排除神经系统的转移。还有部分患者可能会有骨痛及其他表现,还需要做全身骨骼的发射型计算机断层成像（ECT）扫描，鉴别有没有远处骨转移。

（5）肾功能方面的检查：肾脏肿瘤的手术对病变一侧的肾功能有一定程度的影响，甚至有一些情况需要做一侧肾脏切除，通过肾功能检查了解对侧健康的肾脏，肾功能是否良好、是否可以满足手术以后的身体需要，通常包括核素肾图（肾小球滤过率、有效肾血浆流量）。

（6）肾脏肿瘤穿刺活检：可用于组织学诊断，以避免对良性病变进行不必要的手术，患者选择进行主动监测或消融治疗前亦应进行病理组织学检查。肿瘤活检也用于具有播散性转移或肿瘤无法切除的晚期患者，以确定是否适用于靶向治疗，或选择纳入临床试验。

2. 超声造影是什么？为什么做完 B 超还需要做超声造影

超声检查被认为是筛查和提示诊断肾恶性肿瘤最好的影像学检查方法之一，超声造影是一门新技术，可以明显提高超声诊断的分辨率、敏感度和特异度，在多个器官（肝、肾、甲状腺等）良恶性肿瘤的鉴别诊断上有重要的作用。肾脏肿瘤回声不均匀，假包膜及血流丰富或出现血流抱球型是影像学诊断肾脏恶性肿瘤的有力证据。但是常规超声假包膜的显示率低，多数恶性肿瘤血流显示率也很低，所以对于没有假包膜而少血供的肾脏肿瘤常规超声定性诊断困难。超声造影增强了肿瘤内微小血管的显示率；增加了肿瘤组织与囊腔、坏死和出血灶之间的对比，使病灶坏死区的显示率增加；同时增加了假包膜的显示率，所以提高了超声判定肿瘤的良、恶性能力。恶性肿瘤大多生长速度快，肿瘤中央因供血不足多出现液化坏死区，超声造影增加了肿瘤内无增强区的显示率，所以常规超声检查时肿瘤内的无回声区行造影后，该区有无增强即液化坏死的表现出现，对肾脏恶性肿瘤的诊断具有重要意义。

以往增强 CT 被认为是术前鉴别肾占位良、恶性的标准，但是对碘剂过敏者禁忌，对于肾功能不全的患者，可能加重肾功能损害，使其临床应用受到了一定的限制。超声造影相对安全，并能动态观测病灶内血流灌注及增强方式的变化，为肾脏肿瘤的术前定性诊断提供了一种新方法。与常规超声相比，超声造影提高了对肾脏恶性肿瘤诊断的准确率；超声造影对肾脏恶性肿瘤诊断的准确率与增强 CT 相近，可以对增强 CT 存在禁忌证的患者开展。

3. 肾脏肿瘤患者为什么要查胸部、脑部 CT

在初诊的肾癌患者中，约 30%的患者已发生转移，其中部分患者转移灶的症状是最初症状，通过检查后才发现是肾癌发生了转移，如肾癌肺转移后出现的咳嗽、咯血；脑转移后出现的头痛、呕吐及视物模糊；骨转移引起的疼痛、活动障碍或病理性骨折。而追问患者病史，肾脏局部可无明显症状。因此，在腹部超声或 CT 检查发现肾脏肿瘤时，尤其当无法完全确认肿瘤特性而患者存在肺、脑或骨相关症状时，应行胸部 CT、脑 CT 和全身骨扫描，以除外肾癌的远处转移。

4. 哪些患者不适合做 CT

CT（平扫或增强）均有一定量的辐射，虽然一般辐射量并不大，但女性准备妊娠、已经妊娠时都不可以做此项检查，以避免辐射对胚胎和胎儿产生不利影响。除此之外，年龄很小的儿童同样建议少做 CT 检查，因为辐射同样可能会对儿童的生长发育有一定影响。对于绝大多数的患者，CT 还是比较安全的。

5. 哪些患者不能做增强 CT

增强 CT 检查需使用增强造影的对比剂，一般为含碘的水溶性对比剂，分为离子型和非离子型，目前国内外普遍使用非离子型碘对比剂，毒性小，含碘量高，副作用小，增强效果较好。

CT 对比剂应用时可能会发生过敏样反应，根据过敏反应轻重程度不同可以分为轻度、中度和重度。轻度过敏反应表现为面部潮红、手心多汗、轻度干呕、荨麻疹等。中度过敏反应表现为心悸、气短、胸闷、呕吐等，需要对症治疗。重度过敏反应表现为心悸、抽搐、休克，严重患者可死亡。碘对比剂还可对肾脏造成一定损害，具有肾毒性，对于肾功能不全患者，不建议其进行此类检查。

轻度过敏反应的主要处置是严密观察 30 分钟，必要时可以适当延长观察时间，同时监测患者生命体征，嘱患者多饮水，一般无须药物治疗。中度过敏反应则需要积极对症治疗，严密监测患者生命体征，直至反应完全消退，可以建立静脉通道，给予高流量面罩吸氧。重度过敏反应由于可危及患者生命，需密切观察，快速识别和处置，患者无应答或动脉搏动消失时，需要按照正规心肺复苏流程进行抢救。

对比剂可能会加重肾脏负担造成肾脏毒性。如果患者肌酐水平高，肾功能不全，对比剂难以快速排出，积存于患者体内引起进一步损伤的可能性更大。因此，建议先明确患者肌酐、肾功能水平，再决定是否可以行增强 CT 检查。一般增强 CT 检查后也建议大量饮水来加速对比剂排出。

基于以上原因，过敏体质特别是对碘剂过敏者、严重的心肝肾疾病或甲状腺疾病患者都禁忌行增强 CT 检查。

6. 核素骨扫描有什么意义

全身骨扫描即"骨显像"的俗称，是核医学的常用检查项目之一，通过放射性同位素检测骨组织的形态或代谢异常，从而判断全身性骨骼的核医学影像检查。

全身骨扫描在检查前要先注射放射性药物，一般 2～3 小时后骨骼充分吸收，再用探测放射性的显像仪器探测全身骨骼放射性的分布情况，若某处骨骼对放射性的吸收异常增加或减退，即有放射性异常浓聚或稀疏现象，而骨扫描中骨骼放射性吸收异常正是骨代谢异常的反映。因此，骨扫描比 X 线检查发现的肿瘤转移病灶要早，可早 3～6 个月。

对于不明性质肿块的患者来说，发现骨转移性肿瘤的存在，意味着所患瘤为恶性。而尽早明确诊断有利于对该癌症进行临床分析，判断是处于早期还是晚期，让医师可以制订治疗方案。而经过治疗的癌症患者也可以通过有规律的重复骨扫描来监测治疗的疗效及有无肿瘤复发和出现新的骨转移。

骨显像常用于下列情况：

（1）原发性骨肿瘤及骨肿瘤的软组织和肺转移的早期诊断。

（2）检查原因不明的骨痛。

（3）制订放疗计划。

（4）对可疑肿瘤患者进行筛选。

（5）骨骼炎性病变的诊断及随访。

（6）应力性骨折、缺血性骨坏死等骨关节创伤的鉴别诊断。

全身骨扫描的辐射其实来源于注射的对比剂，但由于剂量较少，患者几乎不会出现明显的远期副作用。对比剂经过代谢后都会排出体外，所以不用过度担心。但要注意 48 小时之内患者不要接触孕妇和 14 岁以下儿童。

全身骨扫描作为疾病诊断的重要环节，不能因为怕有副作用就不进行骨扫描检查。只要我们遵医嘱，听从主治医师的安排，辐射就不会对生活和健康造成影响。

7. MRI 和 CT 检查哪个更好？ MRI 可以替代 CT 吗

MRI 也就是磁共振成像。MRI 具有多个优点，首先对人体没有电离辐射、没有损伤，其次对肾脏、膀胱、直肠、子宫、阴道等软组织部位的检查优于 CT，再者其对于肿瘤有无侵犯局部软组织有较灵敏的显像。当然 MRI 也存在诸多缺点，很多病变单凭 MRI 检查仍难以确诊，其图像的结构轮廓分辨率有时不如 CT；其次 MRI 对于结石、肿瘤钙化灶的分辨率也不如 CT。MRI 与 CT 的成像原理和图片性质并不同，因此较多时候两者并不能互相替代。在 CT 结果不能完全明确诊断的情况下，MRI 可以起到很好的补充影像学信息的作用。

8. 哪些患者不能或不适合做 MRI

行 MRI 检查时，机器会提供一个大的磁场，通过检测氢原子在磁场下的运动来获得影像学图像。MRI 检查也是有辐射的，属于电磁辐射，我们常用的手机、电视和计算机，都会产生电磁辐射。电磁辐射对人体是无害的，孕妇也是可以做 MRI 检查的。所以，MRI 检查没有"辐射"指的是 MRI 检查没有电离辐射，是相对安全的。然而，尽管 MRI 没有电离辐射，但是 MRI 检查也是有缺陷的，并不是所有的组织和器官都适合进行 MRI 检查。总体来说，MRI 不适用于以下情况：

（1）体内有金属，不适合进行 MRI 检查。MRI 的原理是利用磁场，如果体内有一些可以导磁的金属，是不能做 MRI 检查的，如金属避孕环、金属牙齿、心脏起搏器等。但有一些高级的金属材料如钛，不具有导磁性，采用了这些材料的患者术后可以做 MRI 检查。有时候市场上的植入物并不是纯钛，而是钛合金，所以到底能不能做 MRI，需要根据具体情况咨询患者的主治医师。

（2）含气体的脏器和运动的器官不适合进行 MRI 检查。肺和胃肠道里面含有气体，不适合做 MRI 检查。怀疑肺部有问题的患者，建议做高分辨率的肺部 CT 检查。胃肠道病变则建议做 CT 和肠镜检查。心脏是一直运动的器官，也不适合做 MRI 检查，心脏疾病则建议做心脏彩超或 CT 检查。

（3）幽闭恐惧症患者，不能做 MRI 检查。因为 MRI 检查需要在一个狭小的空间等待一段较长的时间，且噪声很大。老年人或者儿童等，不懂得配合者，以及惧怕噪声者很难完成 MRI 检查。

（4）一般来说 MRI 检查相对贵一些，对于经济困难的患者，可能会限制 MRI 检查的广泛应用。

9. 哪些患者不能做 MRI 增强

MRI 增强通常是使用钆对比剂在 T_1 序列成像（也有在 T_2 序列，使用极少），理论上钆对比剂很稳定，对人体无害，极少发生不良反应。钆对比剂对人体的危害主要包括 2 个方面：①过敏反应，属于比较常见的，但是多数患者反应都比较轻微，有可能会出现面部潮红、呼吸加快及各种各样的皮疹等症状，少部分患者有可能会出现严重的反应，如血压下降甚至休克的症状。②对比剂对肾脏的影响，因为这种对比剂主要是通过肾脏代谢，对于有基础性肾病的患者，如糖尿病、心脏病或慢性肾病的患者，在使用钆对比剂之后出现肾脏损伤的风险将会比普通人大幅度增加，所以在使用完对比剂之后，患者需要大量地饮水，促进排尿，这样有利于对比剂尽快排出体外。如果患者肌酐水平高，肾功能不全，钆对比剂难以快速排出，积存于患者体内引起进一步损伤的可能性更大。因此，建议先明确患者肌酐、肾功能水平，再决定是否可以行增强 MRI。

10. 肾功能检查后为什么还要查核素肾图？eGFR 可以替代核素肾图吗

肾功能检查和核素肾图是从不同的方面来评估肾功能。常规的肾功能检查包括血液和尿液检查。血液指标包括血肌酐（Cr）、尿素氮（BUN）、尿酸（UA）等，尿液指标包括隐血、尿比重、酸碱度、微量白蛋白等。虽然通过这些指标判断肾功能最为便捷，但也存在一些弊端。首先，这些指标反映的是两侧肾脏总的肾功能，不能反映每一侧分肾功能的情况。其次，这些指标的灵敏度和特异度不高，肾脏是代偿能力很强的器官，肾功能损失在 50% 以下时，血肌酐和尿素氮都不会明显上升；同时，血肌酐和尿素氮也会受年龄、性别和饮食的影响。因此，只能用这类指标粗略估计肾功能。

GFR 是"肾小球滤过率"的英文缩写，是指单位时间内肾脏滤过的血浆量。然而，GFR 不能直接测定，只能用某种标志物的肾脏清除率来代替，或通过公式推算出来，称为估算的肾小球滤过率，即检验单上的 eGFR。一般认为菊粉清除率是检测 GFR 的公认标准，但由于测量方法烦琐、价格高，需要持续输液和留置导尿管，故临床不常用。那么检验单上 eGFR 是怎么来的呢？这主要是通过公式法计算得出的。常用的 eGFR 的公式有 CG 公式、CKD-EPI 公式、MDRD 公式等，即通过血肌酐、尿肌酐、尿量、年龄、性别、种族等计算出 eGFR。

核素肾图将核素作为显影剂，这种核素肾图通常是将锝-99m 从静脉输入。核素输入人体以后，就开始释放 γ 射线，这时用一台 γ 照相机就可以把患者的 γ 射线分布情况拍出来，能够看到输入锝-99m 后人体肾脏的大致情况。锝-99m 通常随着血液进入肾脏，首先可以看到其在肾脏的灌注情况，另外可以看到它的排出情况，还可以看到经过肾小球滤过后进入肾盂的情况。这时可以观察肾脏的 2 个问题，一是观察肾脏的灌注和血流情况；二是观察肾脏的滤过情况，还要观察两侧肾脏的分肾功能情况、两侧肾脏的对比情况。利用计算机扫描技术，实时、准确地反映两侧及每一侧肾脏过滤的血浆流量，是目前临床上检测肾功能最准确、高效的方法。为了制订合适的肾脏肿瘤切除方案，需要准确地评估双肾和分肾功能的情况，但只有核素肾图能够做到这一点。

11. 核素肾图检查有辐射吗？会损伤肾功能吗

核素肾图检查过程中会伴有一定的辐射，但是剂量微乎其微，基本不会对人体构成伤害，也不会影响长期的身体健康。除了一些重度肾功能不全的患者，一般都建议在术前做核素肾图检查。一方面是为了能够制订出合适的手术方案，另一方面是为术后跟踪随访患者的肾功能提供参考。

没有报道和证据表明核素肾图检查会损伤肾功能。但肾脏肿瘤术后患者肾功能都会存在不同程度的下降，这与术中缺血再灌注损伤和损失部分肾单位有关，多数患者都会在术后 2～3 个月恢复到稳定的水平。

（二）病情评估相关检查

1. 手术前血液检查包括哪些项目

一般检验包括血常规、肝肾功能、血糖、红细胞沉降率、电解质（钠、钾、氯、钙、磷、镁）、凝血功能、传染性疾病（乙型肝炎、丙型肝炎、梅毒、艾滋病）等检查。血尿是肾癌患者的重要症状，部分患者可发生进行性贫血；有 3%～4% 的患者会出现红细胞增多症。双侧肾肿瘤，总肾功能通常没有变化，红细胞沉降率会有增高。少数患者出现肝功能不全，如将肿瘤肾切除，可恢复正常。某些肾癌患者并无骨转移，却可出现高钙血症症状及血清钙水平增高，肾癌切除后症状迅速解除，血钙亦恢复正常。有些情况会成为影响手术安全的潜在威胁，如严重贫血、肝功能或肾功能异常、凝血障碍等疾病，需要在术前对影响手术安全的异常指标进行纠正。

2. 心电图检查有什么意义

心电图（ECG）主要反映心脏激动的电学活动，因此对各种心律失常和传导阻滞的诊断分析具有肯定价值。特征性的心电图改变和演变是诊断心肌梗死的可靠实用方法。相应异常的临床意义如下：

（1）P 波：P 波的振幅和宽度超过正常范围常表示心房肥大。

（2）PR 间期：年龄越大或心率越慢，其 PR 间期越长。PR 间期延长常表示激动通过房室交界区的时间延长，说明有房室传导障碍，常见于房室传导阻滞等。

（3）QRS 波群：代表两心室除极和最早期复极过程的电位与时间变化。QRS 波群时间或室壁激动时间延长常见于心室肥大或心室内传导阻滞等。超过正常值可能为右心室肥大。QR 低电压见于肺气肿、心包积液、黏液性水肿等，但亦可见于少数的正常人。

（4）Q 波：超过正常范围的 Q 波称为异常 Q 波，常见于心肌梗死等。

（5）ST 段：超过正常范围的 ST 段下移常见于心肌缺血或劳损。

（6）T 波：T 波低平或倒置，常见于心肌缺血、低血钾等。T 波明显倒置见于急性心肌梗死、慢性冠状动脉供血不足、左心室肥大。T 波增高可见于心肌梗死超急性期、高血钾。

（7）QT 间期： QT 间期延长见于心动过缓、心肌损害、心脏肥大、心力衰竭、低血钙、低血钾、冠心病药物作用等。QT 间期缩短见于高血钙、洋地黄作用、应用肾上腺素等。

（8）U 波：U 波明显增高常见于血钾不足，甲状腺功能亢进和服用强心药洋地黄等。U 波倒置见于冠心病或运动试验时；U 波增大时常伴有心室肌应激性增高，易诱发室性心律失常。

3. 为什么心电图检查后还需行心脏超声检查

因为心电图替代不了超声，超声也替代不了心电图。心电图有助于检查心肌缺血、心律失常、心肌梗死等疾病；心脏超声有助于检查以下疾病。

（1）先天性心脏病：如常见的房间隔缺损、室间隔缺损、卵圆孔未闭、流出道狭窄、法洛四联症、动脉导管未闭等先天性心脏病。

（2）心脏结构改变：能观察心脏结构、大小、瓣膜、厚度等变化，以及由此造成的血流改变等，可以精确测算心脏心房、心室、瓣膜等各个位置的大小等变化。

（3）心功能：可以初步根据症状来评估心功能，如有胸闷憋气、腿肿等情况就要怀疑心力衰竭、心功能不全。通过计算得到心脏的每搏输出量等各个具体数值，也就是射血分数，对于评价左心功能非常重要，对于围术期心功能的评估也非常重要。

（4）心包及心脏周围：心包积液，心包有无钙化，升主动脉、降主动脉情况及上下腔静脉等情况。

4. 为什么胸部 X 线/胸部 CT 检查后还需行肺功能检查

肺功能检查是外科术前的重要检查内容之一。外科手术的主要目的是对疾病进行诊断或治疗，通过手术来解除患者的痛苦，但是在手术实施的过程中及手术实施后，患者的个体差异及健康状况的不同可能对患者造成一定的损害。不同的手术方式、手术部位、切除范围及术程等，手术并发症也不尽相同。手术后并发症以肺部并发症较为常见，加之麻醉过程中麻醉操作和麻醉药物的作用也会影响患者的正常生理功能，如呼吸抑制、血压下降等麻醉风险。患者能否承受麻醉及手术，麻醉风险的来源主要还是取决于患者的术前身体状况，如心、脑、肺、肝、肾等各系统的状况。故麻醉医师术前也非常重视的检查项目之一就是肺功能检查。肺功能检测技术用于手术评估已有数十年的历史，多数国内外学者认为术前肺功能检测是预测术后肺部并发症和评估患者对手术耐受力的关键环节，但肺功能评价的指标亦非绝对，应结合患者的体质、年龄、术式、切除部位的大小等因素综合判断。

5. 常见肿瘤标志物有哪些？提示肾脏肿瘤的是哪项

随着国民收入的提高，能定期体检的人越来越多。肿瘤的早发现、早治疗是肿瘤防治的重要环节。常见肿瘤标志物如下。

（1）甲胎蛋白（AFP）：主要用于原发性肝癌的早期诊断，可早于影像学 6～12 个月出现异常，但转移性肝癌一般不升高。原发性肝癌术后可检测 AFP，如再次升高要考虑复发或转移。其他肿瘤也可以升高，包括内胚层癌、畸胎瘤、睾丸癌、卵巢癌等。AFP＞400ng/ml 需要警惕。正常参考值：0～15ng/ml。

（2）癌胚抗原（CEA）：升高主要见于消化道肿瘤，如结/直肠癌、胃癌、肝癌、肺癌、胰腺癌等，但乳腺癌、卵巢癌、子宫及子宫颈癌等也有不同程度的阳性率。其数值与肿瘤大小、有无转移存在一定关系，当发生肝转移时，CEA 升高尤为明显。正常参考值：0～5ng/ml。

（3）糖类抗原 12-5（CA12-5）：升高主要见于卵巢癌，而且是卵巢癌术后判断疗效和复发的良好指标。其他恶性肿瘤也可以升高，如女性生殖系统肿瘤（宫颈癌、宫体癌、子宫内膜癌）、消化系统肿瘤（胰腺癌、胃癌、结/直肠癌）、乳腺癌等。正常参考值：0.1～35U/ml。

（4）糖类抗原 15-3（CA15-3）：升高主要见于乳腺癌。其他恶性肿瘤也可升高，如消化系统肿瘤（结肠癌、胰腺癌、原发性肝癌）、女性生殖系统肿瘤（卵巢癌、宫颈癌）、肺癌等。正常参考值：0.1～25U/ml。

（5）糖类抗原 19-9（CA19-9）：升高主要见于胰腺癌、胆囊癌、胆管壶腹癌。另外，胃癌、结/直肠癌、肝癌的阳性率也较高。乳腺癌、卵巢癌、肺癌等也有一定的阳性率。正常参考值：0.1～27U/ml。

（6）糖类抗原 72-4（CA72-4）：主要用于诊断胃癌。结/直肠癌、胰腺癌、肝癌、肺癌、乳腺癌、卵巢癌也有一定的阳性率。正常参考值：0.1～7U/ml。

（7）前列腺特异抗原（PSA）：顾名思义是前列腺癌的肿瘤标志物，分为总 PSA 和游离 PSA，总 PSA 在 10ng/ml 以上建议穿刺活检，如为 4～10ng/ml，且游离 PSA 与总 PSA 的比值小于 0.2，也建议穿刺活检。同时建议 45 岁以上男性每年筛查一次。但良性前列腺增生症、前列腺炎等也可以升高。正常总参考值：0.01～4.0ng/ml。

（8）糖类抗原 242（CA242）：主要用于诊断消化道肿瘤，对胰腺癌、结/直肠癌有较高的敏感度与特异度，对肺癌、乳腺癌也有一定的阳性检出率。正常参考值：0～

17U/ml。

（9）鳞状细胞癌抗原（SCC）：主要用于诊断鳞状细胞癌，如子宫颈癌、肺癌（非小细胞肺癌）、头颈部癌、食管癌、鼻咽癌及外阴部鳞状细胞癌等。正常参考值：<1.5μg/L。

（10）神经元特异性烯醇化酶（NSE）：主要用于诊断小细胞肺癌，神经母细胞瘤也可以升高。正常参考值：0～16ng/ml。

以上是常用的肿瘤标志物，不同的体检中心、不同的体检套餐可能会包括更多的项目，拿到报告后可以和正常值比对。

肿瘤标志物最广泛的用途是肿瘤的筛查，是指在没有症状的人群中广泛检查，以期早期发现肿瘤，是早期发现无症状肿瘤的重要途径。虽然已经有多种肿瘤标志物应用于临床，但遗憾的是，肾肿瘤尚无公认的肿瘤标志物。尽管有研究认为组织多肽特异性抗原、血清铁蛋白、γ-谷氨酰转肽酶等指标均可在一定程度上反映肾细胞癌的发生、发展变化，但对肾肿瘤敏感度和特异度高的肿瘤标志物还有待进一步的研究发现，目前尚无公认的、特异性肾肿瘤标志物，部分研究结果尚停留在实验室研究阶段，并未大范围在临床推广应用。

（三）术中诊断评估手段

1. 为什么手术当中还要做超声？术中超声定位是什么

肾部分切除术已被证明是早期局限性肾癌（小肾癌）的有效治疗方法，该手术方式不仅可以安全有效地保留功能性肾单位，而且在肿瘤复发率及长期生存率等指标上与根治性肾切除手术无明显差异。腹腔镜或机器人辅助肾部分切除术也得到泌尿外科医师的广泛认可，但由于肿瘤生长的差异性导致瘤体的大小、生长深度及外露程度等方面均存在个体差异，以致术中显露肿瘤区域时，仅依靠术前 CT 影像重建，无法在术中实时监测，手术中难以依靠肉眼观察肿瘤边界，肾部分切除手术的难度也随之增加。将术中超声与腹腔镜相结合，可直接扫描病变部位，缩短了超声传感器与器官接触的距离，并且可以产生实时动态监测的效果。目前，腹腔镜超声技术已经在肾脏肿瘤手术中广泛应用。术中超声的实时监测作用是术前 CT 重建无法比拟的。CT 检查与术中超声结合，可仔细辨认肿瘤及其与周围组织血管的关系，完整切除肿瘤。腹腔镜 B 超的操作与读图辨位则对术者提出了更高的技能要求。国外有学者通过对手术医师的问卷调查，认为腹腔镜 B 超的辅助定位是有必要的，其中肿瘤体积及肿瘤的内生比例均是术中使用超声定位的重点参考因素。腹腔镜 B 超对于肾实质内部边界不清晰及术前影像学检查不容易发现的肿瘤，具有独特的识别作用，使肾部分切除手术技术难点得到有效解决，其手术效果及安全性好，既能保留肾单位，又具有微创的良好效果。

2. 术中冰冻病理诊断是什么？与术后病理诊断的不同

通过术前的各种检查，有时并不能完全判断肿瘤的良、恶性。术中冰冻病理诊断就是在手术过程中，为了能迅速了解病变的性质做出相应处理，病理科对标本使用冰冻切片机进行快速冷冻，然后切片染色和显微镜观察，给出病理诊断的技术。

若手术中医师准备做冰冻病理，一般术前会与患者沟通开展术中冰冻病理事宜，签署知情同意书。在手术过程中，外科医师将标本取出后会立即装入密封标本袋，连同冰冻病理申请单一同迅速送至病理科。病理科在接到标本后，立即对标本进行登记，病理医师在取材台上对标本进行肉眼观察、取材、冰冻包埋。病理技术人员进行切片和染色，病理医师对切片进行显微镜观察，最后发出病理报告。一般情况下，标本从送到病理科至发出报告在 30 分钟左右。

既然术中病理诊断的时间这么短，那么为什么不是所有手术都直接用标本做冰冻病理诊断呢？由于术中冰冻病理的局限性，制作出来的病理切片质量与常规石蜡切片有一定的差距，冰冻病理诊断的准确率也远不如石蜡切片，另外冰冻切片取材局限，有时局部的组织很难代表整个肿瘤的全貌，因此冰冻病理有严格的指征。目前肾肿瘤术中冰冻病理诊断的准确性还不令人满意，肾癌手术并不常规做术中冰冻病理，对于一些诊断困难的疑难病例和交界性病例，术中冰冻病理检查无法给出明确诊断，只能等待术后常规石蜡切片病理诊断。

（四）新的检查评估方法

1. 什么是循环肿瘤细胞

循环肿瘤细胞（CTC）主要指脱离实体瘤原发灶或转移灶而进入外周血液循环的肿瘤细胞。肿瘤细胞能够脱离基底膜进入血液成为 CTC，少数 CTC 能逃避机体的免疫杀伤而存活下来，部分肿瘤细胞团也可以直接从原发灶脱离并进入循环系统，形成循环肿瘤微栓（CTM）。这些 CTC 和 CTM 随血液播散后可在其他部位形成新的转移灶，因而与肿瘤的转移和复发密切相关。CTC 在外周血中十分稀少，约为每 10^9 个血细胞或每 $10^6 \sim 10^7$ 个白细胞中存在 1 个 CTC。但是，CTC 在形态和类别上仍有一定的异质性。在形态方面，CTC 可分为单细胞 CTC、细胞团 CTM 和血小板包裹的 CTC，也有部分 CTC 是以与白细胞形成混合团块（WBC-CTC）的形式存在。在类别方面，CTC 可分为上皮细胞表型、间质细胞表型和混合表型。CTC 的检测分析可用于肿瘤生物学及致病机制等方面的基础研究，也可用于肿瘤患者或其他人群的病情和治疗的检测分析，从而指导临床诊疗实践。在肿瘤生物学研究方面，随着近年来单细胞分离和第二代测序技术的发展，可以实现在单细胞水平上检测分析 CTC 基因组、转录组、甲基化组，获得相较于实体肿瘤不同且更易获取的信息。CTC 异体移植模型的建立，可用于研究 CTC 转移潜能等方面的特性，从而对肿瘤的转移机制研究有一定的提示作用。检测分析 CTC 也可能发现一些因肿瘤异质性而被传统的组织活检漏检的新突变，具有临床意义和基础研究价值。在临床应用方面，CTC 的检测分析可广泛用于健康状态、癌前病变、恶性肿瘤和肿瘤转移的人群。对 CTC 数目或者分型、特性进行分析，有助于肿瘤的体外早期诊断、耐药性监测，判断预后及生存分析，检测肿瘤复发、评价药物疗效以辅助治疗决策及调整治疗方案。

2. 什么是循环肿瘤 DNA（ctDNA）

20 世纪中期，科学家在正常人群的血液中检测到游离 DNA 片段即循环游离 DNA（circulating free DNA，cfDNA）。之后进一步研究发现，肿瘤患者体内 cfDNA 高于健康个体，且晚期肿瘤患者 cfDNA 水平更高。这些研究提示 cfDNA 与肿瘤关系密切，并与肿瘤转移的相关性较高。随着研究的不断深入，学者发现 cfDNA 中存在与肿瘤基因改变相同的 DNA 片段，并命名为 ctDNA（circulating tumor DNA）。目前，ctDNA 的来源尚不十分明确，但许多研究认为其主要来源于凋亡或坏死的肿瘤细胞。在肿瘤组织中，细胞代谢旺盛，肿瘤细胞可主动释放 ctDNA 进入血液循环，并且转移病灶和循环肿瘤细胞也可释放 ctDNA。对于一个肿瘤负荷为 100g（3×10^8 个癌细胞）的患者，每天将近 3% 的肿瘤 DNA 进入血液循环。因此，ctDNA 突变片段的比例与肿瘤负荷高度相关，但在循环中释放的动力学机制尚不清楚。随着新一代基因测序技术的发展，ctDNA 技术作为一种快速、高效、非侵入性的检测肿瘤基因突变的"液相活检"运用于临床，主要可用于肿瘤的早期诊断、疗效评估、复发监测和预后判断。

3. 简述外泌体检测

细胞可以通过分泌胞外囊泡（extracellular vesicle，EV）的方式与相邻细胞或者远端细胞进行通讯。目前文献报道的胞外囊泡主要有微泡（microvesicle，MV）和外泌体（exosome）。外泌体是直径为 30～150nm 的膜囊泡，来源于与胞质膜融合的多泡体（multivesicular body，MVB）。面微泡的直径为 100～1000nm，由质膜直接向外"出芽"形成。在 20 世纪 80 年代，外泌体的分泌被误认为只是用于清除细胞内容物中的"垃圾"，直到 2006 年、2007 年，Ratajczak 等和 Valadi 等分别发现外泌体的内容物包含了 mRNA、miRNA、DNA 片段、脂质和蛋白质，并且外泌体相关的 mRNA 可以通过靶细胞翻译成相应的蛋白质。研究表明，B 淋巴细胞、T 淋巴细胞、树突状细胞、成纤维细胞、肥大细胞、神经元、上皮细胞、间充质干细胞和肿瘤细胞等多种不同细胞皆可释放外泌体，并且在血液、尿液、精液、脑脊液、唾液、乳汁、羊水、腹水和胆汁等中均可分离到外泌体。随着对外泌体的内容物及其与受体细胞相互作用研究的不断深入，现已发现外泌体参与调节靶向信息转移。外泌体作为载体，通过转移生物活性分子，在免疫监视、血管形成及肿瘤的发生、发展等过程中起到重要作用，可能为多种疾病提供新的诊断思路和治疗靶点。其中肿瘤来源的外泌体（tumor derived exosome，TEX）已经成为一种新的肿瘤标志物，日趋成为研究热点。目前认为外泌体已经成为肿瘤的诊断和病情追踪的生物学标志物，肿瘤外泌体已经被发现可用于多种肿瘤的诊断及病程和预后的监测，目前已在前列腺癌、肾癌、乳腺癌、卵巢癌、恶性胶质瘤、黑色素瘤等肿瘤诊治中显示其应用前景。大量研究表明，循环外泌体中可以检测到多种与肿瘤相关的肿瘤特异标志物。已有文献报道，肾癌患者的血液和尿液中分离出的外泌体中含有特征性的 miRNA、lncRNA 和 circRNA。然而，外泌体作为标志物应用到临床还需要进行大样本临床和基础研究。

4. 为什么有些患者需要做 PET/CT？直接做 PET/CT 不做增强 CT 可以吗

PET/CT的中文名称为正电子发射计算机体层显像，是核医学领域比较先进的临床检查影像技术，从2000年开始，业界解决了PET和CT设备整合、同步扫描的问题。PET/CT是PET和CT两种技术的完美结合，相互补充。PET/CT是目前唯一可在活体上显示生物分子代谢、受体及神经递质活动的新型影像技术，现已广泛用于多种疾病的诊断与鉴别诊断、病情判断、疗效评价、器官功能研究和新药开发等方面。PET/CT可以大大提高临床诊断的准确性（如需要对体内单个孤立性小病灶进行良、恶性鉴别诊断和手术前定位等，包括精确的定位和定性等是其他检查不能比拟的）。

PET/CT是正电子发射体层显像和CT两大技术、设备的同机整合，然而PET/CT与增强CT两者之间引入的显像剂不一样，PET/CT以^{18}F-FDG作为显像剂，以摄取来表示病灶性质，而增强CT是引入含碘对比剂，以强化来表示病灶性质。两者应用不一样，PET/CT主要用于晚期肿瘤的诊断、肿瘤转移灶的发现、肿瘤良恶性的鉴别，而增强CT的应用更广泛，对炎症、肿瘤、创伤均有很好的检查效果。

5. 哪些患者不适合做 PET/CT

PET/CT检查并不能查出全身所有肿瘤。现在很多体检者只知道广告宣传的PET/CT的优点，而对其局限性知之甚少，认为有钱就去做个PET/CT检查，此是一种非理性的消费心态。请记住所有的影像学检查都不是万能的，需要互相补充。有些癌症对此检查也并不敏感，在临床上这个检查的主要作用在于癌症转移病灶的筛检，以及癌症综合治疗的评估，如化疗前后判断疗效，是否有复发、转移等。用昂贵的PET/CT去给正常人筛查肿瘤，不仅是资源浪费，也会对人体造成损害。除去价格、风险等因素外，PET/CT在发现空腔脏器（如食管、胃、肠等）病变方面存在盲区，加上食物残渣及肠蠕动等原因，PET/CT不能代替胃镜和肠镜的检查。

三、穿刺活检和基因检测

（一）穿刺活检

1. 肾穿刺有哪些适应证

对于大多数明确诊断，需要手术的患者，一般不需要进行肾肿瘤的穿刺活检。肾穿刺活检主要适用于以下几种情况：

（1）对于小的肾脏占位性病变，患者高龄或存在其他严重合并症不适合手术，当前希望进行积极监测的情况，需要穿刺以明确病理性质。

（2）在进行能量消融治疗前需要明确病理诊断。

（3）晚期肾癌或者局部进展性肾癌，在进行靶向或免疫治疗前，或者进行新辅助治疗前，需要明确病理诊断。

（4）影像学诊断不明确，考虑少见类型肾癌，需要综合病理性质决定治疗方案时，个别情况下主治医师也会建议穿刺活检。

2. 什么是穿刺假阳性和假阴性

一般从医学角度来说，阳性（positive）代表有病变，阴性（negative）代表正常。

假阳性（false positive）是指因为种种原因把不具备阳性症状的人检测出阳性的结果。其实就是将没病的检查成有病的，假阳性检测结果易造成误诊。

假阴性（false negative）就是将有病的检查为没病的，假阴性结果导致漏诊。

敏感度（sensitivity）：又称真阳性率，即患者被诊断为阳性的概率，计算公式：真阳性／（真阳性＋假阴性）×100%，此值越大，说明诊断试验越灵敏。

特异度（specificity）：又称真阴性率，即实际上未患病的人被诊断为阴性的概率，计算公式：真阴性／（真阴性＋假阳性）×100%，此值越大，说明诊断试验越精确。

因穿刺活检并非将整个肿块组织全部切下，仅仅是用细针将微量组织穿刺取出，用取出的微量组织进行病理检验，其中就有可能因为没有穿刺到肿瘤的核心位置，或者穿刺的位置因肿瘤发生了液化坏死而无法展示出肿瘤细胞特有的特征，而判定为假阴性；也有可能因为取得了组织，将少量形态不规则的细胞误判定为肿瘤细胞，造成了假阳性的诊断。总体来说，都是因为穿刺活检取的细胞数较少而产生一定程度的误差，穿刺假阳性有可能将良性的肿块判定为恶性肿瘤，造成不必要的手术；假阴性则可能将原本是恶性的肿瘤判定为良性而错失最佳的手术时机。因此，不能片面地相信肾穿刺的结果，而要综合多项检查的结果来进行判定。

3. 肾穿刺有哪些可能的并发症

肾穿刺一般是在超声或者 CT 的定位下以穿刺针刺破皮肤，以最短穿刺路径命中病灶，取得病变组织后即完成穿刺。穿刺取得的病变组织经过病理诊断，可以明确患者疾病的病理分类、免疫组化及基因检测等结果，从而进一步制订个体化的治疗方案。穿刺术后皮肤无须或仅需轻轻按压即可止血，穿刺过程简单、安全。常见并发症如下。

（1）腰痛：发生率为 60%～70%，通常 3～5 天可自行消失，少数患者可持续较长时间。

（2）感染：发生率较低，当出现发热伴剧烈的腰痛、白细胞计数增高时，需用抗生素治疗。

（3）血尿：镜下血尿的发生率通常高达 80%～90%。

（4）肾周围血肿：通常发生率较低，为 0.5%～1.0%，90 天后可自行消失。

（5）动静脉瘘：发生率为 15%～19%，多数患者无症状，要明确诊断，需行血管造影，严重时需手术治疗。

（6）损伤其他脏器：多因穿刺不当或进针过深导致脏器损伤，严重者需手术治疗。

4. 肾穿刺活检会诱发肿瘤转移吗

患者常常会担心，穿刺结束后穿刺针要拔出来，会不会在穿刺路径种植肿瘤细胞呢？针扎一下肿瘤会出血，那肿瘤细胞不就顺着血液逃窜到其他地方了吗？通常看到的多种肿瘤都存在肝转移、脑转移、骨转移、肺转移等，也就是说，即便不做穿刺，恶性肿瘤本身也会有相当大的转移风险。那么，穿刺会不会造成肿瘤转移得更快呢？答案是否定的。

专业规范的穿刺操作可在有效穿刺获取病理组织的同时，避免肿瘤"种植"或"转移"的可能。

这是因为针芯外层设计为保护套管，切取肿瘤组织后，套管将肿瘤组织封闭在针芯内，隔离了肿瘤组织和正常组织接触的机会，减少了肿瘤"种植"的可能性。另外，穿刺针体非常纤细，并不容易损及较粗大的血管，从而使得病灶穿刺后引发出血的可能性很小，通常仅仅为极少许的渗血甚至不出血，极大地减少了肿瘤细胞顺着血管"溜走"的可能性。

随着穿刺技术的提高，一次命中病灶的成功率也非常高，通常一次穿刺整个过程仅需 10 分钟左右，从而也减少增加穿刺次数导致出血过多或者种植增加的可能性。穿刺活检术造成的"种植转移"与肿瘤本身造成的转移相比"微乎其微"，但是不是100%不会转移，没有人能够保证绝对的零转移，尤其是对于特定类型的肾癌，如囊性肾癌恰好有液性内容物，这种情况下是不适合做肾穿刺活检的。

5. 肾穿刺活检有哪些禁忌证

总体来说，肾穿刺活检相对较为安全，但仍有一些需要尽量规避的临床情况。

（1）肾脏萎缩或者慢性肾衰竭。此类患者因肾小球大量硬化、皮质变薄、双肾萎缩，出现严重的肾功能损害，肾穿刺活检可能导致肾周大血肿、大出血、失血性休克，严重出血可能导致患者死亡。

（2）双侧肾脏多发囊肿。大量肾囊肿会引起囊肿周围肾组织受压、缺血而影响肾功能。穿刺可能出现下述结果：误穿肾囊肿，囊肿内出血或感染，肾小球数目不足等影响活检取材效果。

（3）严重的出血倾向。患者本身有严重的血小板减少症、血友病等血液系统疾病导致凝血功能障碍，或者患者正在接受抗血小板药物或抗凝剂治疗。

（4）严重的高血压且未得到有效控制，或心功能不全者。

（5）囊性肾占位病变、严重的肾盂积水。

（6）严重的泌尿系统感染、肾周脓肿或感染、肾结核等。

（7）孤立肾、马蹄肾。

（8）患者无法配合活检操作或者无法听从医嘱、有精神疾病或听力障碍等。

（9）过度肥胖。

（二）基因检测

1. 为什么做基因检测

（1）判断患者是否存在遗传性肾肿瘤的可能。遗传性肾癌通常是一类综合征，除了肾癌，还有其他临床表现，如皮肤上的皮疹或特征性皮斑、神经系统或眼部血管瘤、胰腺囊肿等。基因检测可从患者中甄别出遗传性肾癌的患者，意义在于加强对患者本人及其家属的随访和监测，早期发现问题、早期治疗，可以极大地改善预后。

（2）基因检测能够帮助判断患者预后。虽然目前还没有一个系统的分子分型来判断肾癌患者的预后，但还是有一些公认的基因改变可能与预后相关。

（3）基因检测在一定程度上能够为患者后续治疗提供帮助。目前转移性肾癌系统治疗的主体是靶向药物治疗和免疫治疗，但是什么样的患者用靶向药物治疗效果好，哪些患者又可从免疫治疗中获益，这些都可从基因检测中得到提示信息。

2. 肾癌的基因检测有哪些

肾癌需要检测的基因靶点主要包括 *VHL*、*C-MET*、*BAP1*、*PBRM1*、*KIT*、*RET* 等，其中 *VHL* 基因突变与肾癌关系尤为密切。基因检测结果直接影响治疗方式的选择（选择手术治疗还是系统性治疗，以及具体药物的选择等），同时也有助于判断其他家族成员是否需要进行基因检测以便接受早期诊治。综合多个指南的推荐，建议符合下述条件者进行遗传学咨询及基因检测：①年轻患者（<46 岁）；②双侧或多发病灶；③有肾癌家族史；④既往有其他良、恶性肿瘤病史；⑤可疑肾癌亚型（非

肾透明细胞癌）。其中发病年龄为重要因素。

基因检测的范围主要有 3 种：单基因检测、肾脏相关基因检测及全基因组检测。首先，当临床诊断相对明确，仅需要进行遗传学确认时，可进行单基因检测；其次，可选择肾脏相关基因检测，通常检测 12～19 个肾癌相关基因；最后，当患者有家族史或怀疑其他遗传性疾病时，也可选择进行全基因组检测。需要注意的是，基因检测往往需要 1 个月甚至更长的时间，势必会延迟治疗，因此检测时机非常重要。无论局限性还是转移性肾癌，如果怀疑与遗传相关且延迟治疗的风险较大或者检测结果会明显改变治疗方式，建议在保障安全或经验性治疗的前提下先进行基因检测。临床医师在建议患者行基因检测前和检测结果分析时应充分咨询遗传学专家意见，避免资源浪费和错误解读。

3. 肾癌手术后为什么要查 *PD-1/PD-L1* 基因

PD-1/PD-L1 是目前最常见的免疫治疗靶点之一。在众多肿瘤中（当然不是全部），*PD-1/PD-L1* 表达越高，患者对 PD-1/PD-L1 抑制剂的疗效越好，有效率越高，生存期越长。截至目前，美国食品药品监督管理局（FDA）批准上市的免疫治疗药物有 PD-1 和 PD-L1 抗体，获批用于包括肾癌在内的多种实体瘤的治疗。此外，PD-1 抑制剂联合 CTLA-4 抗体，在肾癌中的 III 期临床试验已获得成功。一般来讲，使用 PD-1/PD-L1 抑制剂的通常是晚期转移性肾癌。目前临床上对某些有适应证的转移性肾癌患者也会进行减瘤手术（原发灶切除，而转移灶无法切除），这类患者术后检测 PD-1/PD-L1 则可以更好地指导术后全身治疗方案的制订。

4. 肾癌为什么要查 *VHL* 基因

VHL 基因得名于 VHL 病，具有该基因突变的患者，在易患肾癌（发生率高达 28%～45%）的同时，也容易并发眼、脑、脊髓、胰腺和肾上腺肿瘤，这些肿瘤都具有丰富的血液供应。VHL 病相关性肾癌几乎都是肾透明细胞癌，发生年龄倾向于年轻化，多见于双侧。这种肿瘤绝大多数生长较慢，侵袭性较小，但如果任由肿瘤长大，仍有可能发生远处转移。事实上，肾癌是 VHL 病最常见的死亡原因。目前专家共识是，对于较小的肾脏肿瘤可以观察随访，当肾脏肿瘤直径接近 3cm 大小时，应该采用外科手术或消融术将肿瘤去除。因此，当怀疑患者是 VHL 病相关性肾癌时进行 *VHL* 基因检测具有重要意义，可以指导进一步的治疗方案，包括是否手术、手术方式选择（是否保肾）及辅以其他系统性治疗等。所以，一旦怀疑 VHL 病，就需要对患者进行全面的评估，包括 CT 或 MRI，对脑、脊髓和眼部进行细致检查。此外，由于 VHL 病是以常染色体显性遗传的方式遗传，即患者的子女中有 50% 的概率会遗传这种突变基因，并出现家族性肿瘤综合征。因此，患者的家族成员都应该被告知他们也有相同的风险，需进行基因检测和评估。

第五章

预后因素

导读：生存时间对于任何一种肿瘤患者来说都是至关重要的关注点，也是手术前后谈话、医患交流沟通中经常被提起的话题。局限性早期肾癌的预后总体较好，转移性、晚期肾癌患者的生存时间受组织类型、肿瘤负荷、基因突变、系统化治疗的治疗反应等多方面因素影响。

一、解剖因素

1. 肾脏肿瘤的良性和恶性

肾脏肿瘤不一定都是恶性的，肿瘤也就是肾脏上的占位病变性质不确定，所以笼统称为肿瘤。如果是恶性的则称为肾癌，如果是良性的则称为瘤。但是从临床发病率来讲，肾脏良性肿瘤相对比较少见，恶性肿瘤较多见。肾细胞癌是最常见的肾脏恶性肿瘤，也就是通常所称的肾癌。肾癌中最常见的组织类型是肾透明细胞癌，占肾细胞癌的 70%～80%，还有相对少见的嫌色细胞癌、乳头状癌、肾集合管癌等。肾脏良性肿瘤包括了肾腺瘤、嗜酸细胞腺瘤、肾血管平滑肌脂肪瘤、多小叶囊性肾瘤、肾素瘤（球旁细胞瘤）、海绵状或毛细血管瘤、平滑肌瘤及一些起源于肾脏包膜和肾窦结构的良性肿瘤，其中以肾血管平滑肌脂肪瘤最为常见。肾脏良、恶性肿瘤的鉴别诊断主要依靠病理学诊断，但随着影像学技术的发展，如增强 CT、增强 MRI 及超声造影等，目前对肾脏肿瘤诊断的敏感度与特异度也显著提高。

2. 肾脏囊性或囊样病变的分类及治疗

肾脏囊性或囊样病变可以分为两大类：一类是非肿瘤性病变；另一类是肿瘤性病变。后者可以是良性肿瘤，也可以是恶性肿瘤。B 超、超声造影、增强 CT、MRI 和肾动脉造影检查有助于鉴别良性囊肿和肿瘤。一般来说，小的良性囊肿可定期复查，当囊肿直径超过 4cm 后，可以选择手术切除（囊肿去顶减压手术）。怀疑囊肿恶性变时，应考虑手术切除。B 超和 CT 大多数情况下可将肾囊肿和肾实质性肿瘤区别开来，其临床应用十分普遍。

3. 什么是肾肿瘤侵犯肾筋膜/肾周脂肪

肾脏周围的被膜共有 3 层，由外向内依次为肾筋膜、脂肪囊（肾周脂肪）和纤维囊（肾包膜或肾被膜）。也就是说，肾筋膜是包裹肾脏和肾周脂肪的最外层筋膜。肾筋膜又称为杰罗塔（Gerota）筋膜，质较坚韧，分为前、后两层，两层筋膜从前、后方共同包绕肾和肾上腺。在肾的外侧缘，两层筋膜相互融合，并与腹横筋膜相连接。在肾的内侧，肾前筋膜越过腹主动脉和下腔静脉的前方，与对侧的肾前筋膜相续。肾后筋膜与腰方肌、腰大肌筋膜汇合后，向内侧附于椎体和椎间盘。在肾的上方，两层筋膜于肾上腺的上方相融合，并与膈下筋膜相连续。在肾的下方，肾前筋膜向下消失于腹膜下筋膜中，肾后筋膜向下至髂嵴与髂筋膜愈着。由肾筋膜发出许多结缔组织小束，穿过脂肪囊与纤维囊相连，对肾有一定的固定作用。

肾癌是起源于肾小管上皮细胞的恶性肿瘤，发生于肾脏内部，随着时间推移，肿瘤会逐渐长大。首先会侵犯肾纤维膜，也就是三层膜中最内侧层，然后肿瘤继续增大就会突破第二层脂肪囊层，如果肿瘤仍然没有得到有效的治疗，肿瘤继续发展则会侵犯到最外面肾筋膜，突破肾筋膜以后肿瘤就会波及肾脏邻近的组织脏器，如肠管和肝胆脾，甚至大血管，提示肿瘤发展至局部晚期阶段，单纯手术治疗已不能治愈。根据 2017 年 AJCC 的肾肿瘤 TNM 分期标准，肿瘤侵犯肾周脂肪为 T3a 期，临床分期为Ⅲ期，如果没有局部淋巴结转移及其他脏器转移，肾细胞癌肾周脂肪受侵患者长期随访，5 年生存率可达 90% 以上，而肾肿瘤如果侵透肾筋膜属于 T4 期，属于Ⅳ期肿瘤，相对预后更差。

4. 肾脏肿瘤的大小与分期

肿瘤的大小与肿瘤分期、预后密切相关，肿瘤越大、分期越晚、预后越差。肾癌分期也一样，根据 2017 年 AJCC 的肾肿瘤 TNM 分期标准，7cm 以下的肿瘤为 T1 期，大于 7cm 的肿瘤就是 T2 期。无论是 T1 期还是 T2 期，只要肿瘤还局限于肾包膜以内，都是早期肿瘤，一般来讲，单纯手术治疗效果都很好。但是肾肿瘤的分期除与肿瘤大小有关外，还有一个非常重要的因素，那就是有无局部侵犯、扩散或远处转移的情况，包括淋巴结转移及其他脏器转移。如果存在区域淋巴结转移的，肿瘤分期应归为Ⅲ期。如果存在远处脏器转移，肿瘤分期应为Ⅳ期，在这种情况下，肿瘤的大小是否大于 7cm，就显得没有那么重要了。另外，肾脏肿瘤的病理类型、Fuhrman 核分级也与肿瘤的预后密切相关，不同的病理类型和分级，其治疗效果千差万别。因此，需要综合肾脏肿瘤的各个因素进行分析，而肿瘤的大小只是其中一个因素。

5. 肾脏肿瘤检查发现有淋巴结肿大，需要做淋巴结清扫吗？会不会影响预后

肾癌患者在术前影像学检查时发现淋巴结肿大，提示可能出现淋巴结转移。对于已发生淋巴结转移的肾癌患者，是否行手术治疗和淋巴结清扫术，目前仍有争议。近年来荟萃分析发现，无论对于有远处转移的患者，还是没有远处转移的患者，淋巴结侵犯都是生存预后不佳的独立风险因子。但对于已经出现远处转移的肾癌患者，淋巴结清扫对于预后没有意义，毕竟姑息性肾切除减瘤术本身可能就意义不大。对于尚无远处转移但肾癌风险等级分级较高的患者，淋巴结清扫的意义可能也不大。盲目扩大手术可能会增加手术风险，术后恢复时间较长。因此，在拥有靶向治疗和免疫治疗的今天，对于术前发现有淋巴结肿大的患者术中是否进行淋巴结清扫，可能也需要综合考虑患者的一般状况、肾癌风险分级、淋巴结位置及术中情况等。

二、组织因素

1. 什么是乳头状肾细胞癌

乳头状肾细胞癌（papillary renal cell carcinoma，PRCC）作为肾细胞癌的一种亚型，具有独特的形态学特征。7 号和 17 号染色体呈三倍体及 Y 染色体缺失是 PRCC 的遗传学特征，而其他肾细胞癌主要表现为 3 号染色体丢失。大多数 PRCC 以乳头状结构为主，目前仍应用 50%以上的乳头状结构作为此肿瘤的诊断标准，免疫组化检测细胞角蛋白 7（CK7）、α 甲酰辅酶 A 消旋酶（AMACR）蛋白常表达阳性。根据形态学的改变，PRCC 分为 I 型和 II 型，I 型肿瘤细胞呈嗜碱性，乳头结构被覆单层或少数几层立方状细胞，乳头中心常见苍白细胞质和卵圆形细胞核的小细胞，以及泡沫状巨噬细胞和沙粒体。II 型肿瘤细胞呈嗜酸性，乳头被覆多层细胞，乳头中心常见丰富嗜红细胞质的大细胞及沙粒体和巨噬细胞。肾肿瘤的病理类型与肾癌的预后密切相关，不同的病理类型其术后生存率各不相同。一般来讲，乳头状肾细胞癌的预后相对来说要好于肾透明细胞癌。其中，乳头状肾细胞癌 I 型的患者预后要好于 II 型。II 型 PRCC 细胞生物恶性程度相对较高，常对应高的 T 分期和差的 Fuhrman 核分级，约 60%的肿瘤 Fuhrman 分级为III～IV级。同时，光镜下发现 II 型肿瘤伴有肉瘤样成分、出现脉管侵犯和泡沫细胞消失的概率高于 I 型肿瘤。与 I 型 PRCC 比较，II 型 PRCC 的 Fuhrman 核分级更高，更易发生血管侵犯、淋巴结转移和远处转移，因而其预后更差。

2. 多房性囊性肾细胞癌根治效果如何

多房性囊性肾细胞癌在临床上很少见，是一种恶性程度较低的肿瘤，需要与多种呈囊性表现的疾病进行鉴别。多房性囊性肾细胞癌发病率仅占肾肿瘤及肾囊肿之和的 2.3%～2.9%。发病年龄平均为 63.5 岁，男女比例为 2∶1。大体标本表现为界限

清楚的多房性囊性包块，囊内充满清亮、血性或胶状液体。囊液细胞学检查难与非肿瘤性疾病进行区分。特征性的改变为囊壁可见到黄色实性区域，组织学证实为透明细胞区。影像学检查难以将多房性囊性肾细胞癌与其他囊性病变相区别。B超检查见到多房性囊肿可以提示本病，但囊肿穿刺细胞学检查常呈阴性，容易被漏诊。CT对本病诊断意义较大，但有些病例的CT表现与良性囊肿无法区分。病理组织学特征性改变为多房性囊肿，囊壁被覆单层或多层透明细胞，透明细胞异型性小，核仁不明显，核分裂象少，无血管侵犯和肉瘤样改变。由于囊液的压迫，有些上皮退变、脱落，需要多点取材，寻找典型的透明细胞区域。由于其恶性程度较低，因此对于多房性囊性肾细胞癌，根治性肾切除或肾部分切除术后常能得到治愈，术后很少会发生复发或转移。

3. 什么是 Bellini 集合管癌

肾集合管癌（collecting duct carcinoma，CDC）又称为贝利尼（Bellini）集合管癌，是一种来源于 Bellini 集合管的恶性上皮性肿瘤，临床上非常少见，占所有肾细胞癌的 1%～2%。Bellini 集合管癌属于高度恶性的上皮细胞性肿瘤，其细胞 Fuhrman 核分级较高，常为 3 级和 4 级，早期即发生局部淋巴结和远处血行的转移，以骨转移最为常见，多为溶骨性破坏，晚期可侵犯周围脉管、神经及肾周脂肪囊。患者常有腹部疼痛、季肋部肿块和血尿。血尿是其最常见的症状，因此 Bellini 集合管癌容易被误诊为尿路上皮肿瘤。目前关于 Bellini 集合管癌影像学特征总结与研究的报道较少，增强 CT 扫描呈轻度至中度进行性延迟强化，强化程度明显低于肾皮质和肾髓质。免疫组化提示 Bellini 集合管癌更相似于尿路上皮癌而非肾透明细胞癌。因此，其强化程度类似于尿路上皮癌等乏血供肿瘤，而延迟强化与瘤内结缔组织成分较多有关。Bellini 集合管癌中约 1/3 的患者发现时已有转移，常转移至淋巴结、肺、肝、骨和肾上腺，有时肉眼可见肿瘤侵及肾静脉。Bellini 集合管癌预后差，约 2/3 的患者在诊断后 2 年内死亡。

4. 什么是肾髓质癌

肾髓质癌（renal medullary carcinoma，RMC）是一种罕见的侵袭性肾脏恶性肿瘤，多发生于青少年和年轻成人，是一种相对新型的肾癌亚型，具有特征性的镰刀样细胞。本病起源于肾乳头旁的肾盏上皮，侵袭性强，恶性程度极高。RMC 表现出快速的疾病进展，预后非常差，在诊断时或之后不久，高达 95% 的患者出现转移，常见的转移部位依次为淋巴结、肺、肝和肾上腺。组织学检查可见特征性纤维炎症间质中存在低分化的嗜酸性细胞。影像学和病理学检查结果提示 RMC 可能起源于肾乳头内或附近的肾盏上皮，这可能是病变红细胞对肾乳头上皮慢性缺血性损伤的结果。血管内皮生长因子（VEGF）和缺氧诱导因子（HIF）-1α 阳性支持 RMC 发病机制中可能引起的慢性缺氧。其他因素，如遗传或环境因素对该病的发生也很重要。许多患者发现时已是晚期，并有远处转移，大部分患者治疗无效，临床结果令人沮丧。因其与肾集合管癌在组织上的特征有很多相似之处，因此也有学者认为它属于肾集合管癌的一种亚型。根治性肾切除术与改善总生存率相关，术后可用的疗法包括基于顺铂的联合化疗、多酪氨酸激酶和 mTOR 抑制剂策略，显示出短暂反应或最小活性。化疗可以缓解疾病进展，仍然是治疗的主要手段，但 RMC 预后不良，<20% 的患者存活超过 24 个月，基于抗 PD-1 的治疗可能在 RMC 中具有临床活性。

5. 什么是肉瘤样肾细胞癌

肉瘤样肾细胞癌（sarcomatoid renal cell carcinoma，SRCC）是一种临床高度恶性肿瘤。"肉瘤样"是一个术语，是在肾细胞癌范围内，描述肿瘤形态学变化类似于肉瘤，其占肾实质肿瘤的 1.0%～1.5%。SRCC 不是一种独立的病理学亚型，而应认为是各型原发肾细胞癌发生高级别转化的部分，是一种肾脏肿瘤细胞分化极差或未分化的变异，表示肿瘤向高度恶性转化，可见于目前已分类的所有类型肾细胞癌，以及肾盂黏膜的尿路上皮癌。SRCC 是指肾细胞癌中发生了肉瘤样改变，与其他类型的肾细胞癌相比，因其无特殊的临床表现，诊断相对困难，主要依靠肿瘤组织病理检查确诊，尽管近年来有不少针对该病展开的临床试验研究成果发表，但因该病本身生物学疾病特点，目前应用的治疗方法尚不理想，多数患者治疗效果差，且预后不良。肉瘤样肾细胞癌是肾细胞癌的一种特殊类型，临床上少见，具有恶性程度高、进展迅速、转移早、生存期短的特点，预后不佳。目前以手术治疗为主，对放化疗敏感度差，早期发现和治疗能在一定程度上提高患者的生存率。

6. 什么是黏液性管状和梭形细胞癌

肾脏黏液性管状和梭形细胞癌是较为罕见的肾脏肿瘤，属于低度恶性的肾脏肿瘤，多见于成年女性，多数无明显症状，但通过体检可早期发现。根据临床上多年的随访结果，目前以手术切除治疗最为有效，其临床预后多数较好，患者多可长期生存，只有极少数发生复发和转移。因此，即使确诊为肾脏黏液性管状和梭形细胞癌，也不必过分担忧，及早就诊，保持良好心态，积极配合治疗，定期复查，也可和正常人一样享受快乐生活。

三、临床因素

1. 什么是 AJCC 分期

美国癌症联合委员会（AJCC）肿瘤分期是国际上公认的较为可靠的肿瘤分期方法，方便临床医师和肿瘤登记人员对患者进行准确的肿瘤分期，然后根据每位患者不同的分期结果，采取不同的治疗手段。当今医疗的发展趋势是精准医疗，而精准医疗的前提是对每位患者的病情有精准的判断，在这方面，AJCC 分期发挥了很大的作用。只有采用统一可靠的分期系统，大大减少临床实践的不确定性，才能实现"该治的片甲不留，该留的毫厘无损"，尽可能将损伤控制到最低。

2. 肌酐升高意味着肾功能不全吗

肌酐是肌肉在人体内代谢的产物，主要由肾滤过排出体外，临床上检测血肌酐是常用的了解肾功能的主要方法之一。血中肌酐来自外源性和内源性 2 种，外源性肌酐是肉类食物在体内代谢后的产物；内源性肌酐是体内肌肉组织代谢的产物。肾癌患者术后部分患者肌酐会升高，但这并不一定意味着肾功能不全。因为肾癌术后，剩余的肾脏负担加重，肾脏处于正常的代偿状态下，肌酐可能会短暂轻微升高。患者应定期随访观察一段时间。若只是略有增高且很快恢复正常，是属于术后正常现象。若发生持续性升高，要注意身体的其他情况和是否存在影响肾功能的其他疾病，及时检验空腹血糖和测量血压，查看是否有糖尿病、高血压等疾病对肾脏产生影响。同时适量减少摄入蛋白质含量高的食物以减轻肾脏的负担。若合并有糖尿病、高血压等疾病，应积极治疗相关的疾病，保护肾功能，一定要配合医师进行治疗，肾病才能及时缓解。

3. 影响转移性肾癌预后的危险因素有哪些

影响转移性肾癌预后的危险因素有乳酸脱氢酶（超过正常上限的 1.5 倍）、血红蛋白（女性＜115g/L，男性＜130g/L）、高血钙（＞10mg/dl）、确诊原发性肾癌至开始治疗的时间（＜1 年）、Karnofsky 评分（≤70 分）、器官转移（超过 2 个）等。其中 Karnofsky 评分是一种功能状态评分标准。得分越高，健康状况越好，越能忍受治疗给身体带来的副作用，因而也就有可能接受彻底的治疗。一般认为 Karnofsky 评分达 80 分以上为生活自理，50～70 分为生活半自理，50 分以下生活需要别人帮助。没有以上任何一个危险因素者属于低危，预后较好；满足 1～2 个危险因素者属于中危，预后比低危差；满足 3 个及以上危险因素者属于高危，预后最差。

4. 姑息性减瘤手术需要切除转移灶吗

有研究表明姑息性减瘤手术可能会给患者带来一些生存获益，延长生存时间。转移性肾癌做了姑息性减瘤手术，还有其他一些治疗措施对患者有帮助，如转移灶切除。 姑息性减瘤手术同时完全切除单个转移瘤或寡转移瘤可提高生存率并延迟全身治疗。

对根治性肾切除术后出现的孤立性转移瘤，以及肾癌伴发孤立性转移、体能状态良好的患者可选择外科手术治疗。对伴发转移的患者，可视患者的身体状况，转移灶切除手术与肾脏手术同时进行或分期进行。目前转移灶的切除主要推荐用于免疫治疗效果较差的患者。将包括原发灶和单转移或寡转移的所有肿瘤切除，才有可能控制疾病的发展、延长患者的生存期。

5. 局限性肾癌保肾手术

局限性肾癌由于癌肿没有突破肾包膜，保留肾单位或根治性肾切除的外科手术可以获得良好的治疗效果，患者的 5 年总体生存率可达 80%～95%。局限性肾癌肾部分切除术后复发很少见，患肾局部复发率仅为 1.3%～3.6%。对侧肾脏的复发更为少见（1%～2%），且一般发生较晚（中位数为 5～6 年）。肿瘤复发可能与手术切缘阳性、肿瘤较大（>7cm）、多灶性及病理分级有关。另外，并非所有的局限性肾癌都属于真正的器官局限性疾病，其中少数因为肿瘤细胞的恶性程度高（如 Fuhrman 核分级Ⅲ、Ⅳ级，甚至包括部分Ⅱ级），虽然肿瘤原发灶在局部并没有突破肾包膜，但可能已经发生肾外的不可见扩散或微小转移。因此，术后监测是必要的，可以在早期发现局部复发或转移，通过手术切除复发或转移病灶是最有效的治疗手段。

6. 局限性肾癌根治性手术

局限性肾癌行根治性肾切除后复发或转移的风险相对少见，T2N0M0 以内的大多数局限性肾癌术后 5 年生存率可达 80%～95%，但具有高危复发进展风险的非转移性肾癌患者，其术后 5 年内复发及转移的概率高达 30%～40%，且一旦复发、转移，绝大部分患者最终都将发生肿瘤相关死亡。

7. 局限性肾癌非传统手术治疗

尽管外科手术是局限性肾癌首选的治疗方法，总体上接受手术治疗的患者癌症特异性死亡率显著降低。然而，对于老年患者的分析未能显示手术治疗对癌症特异性死亡率的相同益处，很多患者因肾肿瘤以外的因素而死亡。对于身体原因不能耐受手术的局限性肾癌患者可以采用积极监测、冷冻/射频消融治疗、其他烧蚀技术等微创技术进行治疗。

（1）积极监测：研究表明，老年人和伴有其他疾病的偶发性小肾癌患者具有较低的肾细胞癌特异性死亡率，且其最终死因也多由其他疾病引起。主动监测的定义是通过连续腹部成像（超声、CT 或 MRI）对肿瘤大小进行初始监测，并对随访期间出现临床进展的肿瘤进行延迟干预。在大宗的主动监测系列报道中，肾肿瘤生长缓慢，仅少数患者进展为转移性疾病。有统计表明初次干预和主动监测的总生存率在 2 年时分别为 98% 和 96%，5 年时分别为 92% 和 75%。总的来说，短期和中期肿瘤学结果都表明，对于老年和（或）存在严重合并症的小肾癌患者，采用主动监测是合适的，如果肿瘤进展，再给予进一步的治疗。

（2）冷冻/射频消融

1）冷冻消融：可采用经皮或腹腔镜辅助入路。有研究比较了开放式、腹腔镜或机器人肾部分切除术与经皮或腹腔镜冷冻消融的治疗效果，肿瘤学结果好坏参半，一些研究显示肾部分切除术在总生存期、无进展生存期、肿瘤特异性生存率、无病生存率、局部复发或转移疾病进展方面效果更好，也有一些研究显示两者在部分或全部结果上没有差异。一般来说，冷冻消融术的住院时间更短，手术失血量更少，并发症发生率更低。

2）射频消融：通过腹腔镜或经皮进行。有研究比较射频消融和冷冻消融的治疗效果，两者在总生存期、无进展生存期或肿瘤特异性生存率方面均无显著差异。无论是冷冻消融还是射频消融，其并发症大多是轻微的，并发症发生率较低。因此，对于身体情况太差的患者可以考虑此类微创手术。

8. 局限性肾癌冷冻/射频消融治疗后会复发吗

冷冻/射频消融治疗局限性肾癌近年才逐渐应用于临床，通常用于患者年龄较大或不能耐受手术的患者。由于缺乏大宗的前瞻性或随机对照研究的长期疗效数据，且目前可用的统计数据大多数来源于肾脏小肿瘤的治疗，因此局限性肾癌行冷冻/射频消融治疗的效果包括复发率等尚需要进一步观察和总结。早期的研究表明与肾部分切除术相比，冷冻/射频消融治疗术后复发率较高，但也有研究发现其复发率与肾部分切除术相当。研究发现，经腹腔镜肾癌冷冻消融对治疗肾内小肿瘤效果好，而对较大、内生型及肿瘤基底与肾窦接触较广泛的肿瘤，治疗失败和肿瘤复发的风险增加。

9. 局部进展性肾癌完整切除肿瘤后预后如何

局部进展性肾癌指的是伴有区域淋巴结转移和（或）肾静脉瘤栓和（或）下腔静脉瘤栓和（或）肿瘤侵及肾周脂肪组织和（或）肾窦脂肪组织（但未超过肾筋膜），无远处转移的肾癌。对于伴有淋巴结转移的患者，区域或扩大淋巴结清扫术对判断肿瘤分期有实际意义，少部分淋巴转移的患者可通过手术提高生存率。对于伴有肾静脉和下腔静脉癌栓的患者，对于无淋巴结转移也无远处转移的肾静脉和下腔静脉癌栓，如果肾癌根治术中能完整取出癌栓，可提高术后生存率。但肾静脉和下腔静脉癌栓如果伴有淋巴结转移或远处转移，其术后生存不佳。另外，由于目前辅助治疗的临床广泛应用，如靶向治疗、免疫治疗等，局部进展性肾癌患者的预后得到了明显的提升。

10. 双侧肾都有肿瘤应如何治疗

肾脏是重要的人体器官，主要功能是通过生成和排出尿液，实现排出机体代谢终产物及进入体内过剩的物质和异物，维持水、电解质和酸碱平衡，调节体液渗透压，体液量和电解质浓度，以及部分内分泌功能等。而现在，对于失去肾脏或者肾功能丧失的患者，可以通过肾脏替代治疗来延续生命。肾脏替代治疗的方式包括血液透析、腹膜透析和肾移植，血液透析和腹膜透析可替代肾脏部分排泄功能，成功的肾移植可以完全恢复肾功能。对于双肾都有肿瘤的患者，如果不能做保肾手术，进行双侧根治性肾切除术，术后进行透析治疗或肾移植是能够长期存活的。当然，应该看到，行双侧根治性肾切除术切除范围广，术后靠肾脏替代治疗维持生命，生存质量差且病死率高，且经济负担重。因此，在双侧肾癌的治疗策略中，应更加积极地考虑保肾手术的策略。

四、分子因素

1. 亲属患肾癌者需做哪些检查

随着体检的普及和医学影像学的发展，早期肾癌的发现率逐渐增长，局限性肾癌经过根治性肾切除术或者保留肾单位的肾脏肿瘤切除术均可获得满意的疗效。大部分的肾癌为散发，只有2%~4%的病例具有家族遗传史，多以常染色体显性遗传方式在家族中遗传，由不同的遗传基因变异造成。因此，对于可能是遗传性肾癌的潜在患者，如≤45岁的肾癌患者；双侧/多发肾脏肿瘤者；肾癌家族史者；肾癌合并其他肿瘤病史（嗜铬细胞瘤、胃肠道间质瘤、神经系统血管母细胞瘤、胰腺神经内分泌肿瘤等）者；合并少见的皮肤病变（平滑肌肉瘤、血管纤维瘤等）者；个人或家族有肾癌相关综合征病史者，建议相关家属定期进行泌尿系统彩超、肾功能、尿常规等检查，必要时进行基因检测。

2. 肾癌术后为什么要做基因检测

近年来，精准医学、基因检测已经成为医学领域的热点，对于肾癌也不例外。大部分常见的肾癌是散发的，只有不到5%的病例具有家族遗传史，如单核苷酸多态性（SNP）相关的多种复杂遗传方式。基因检测结果直接影响治疗方式的选择，也有助于判断其他家族成员是否需要进行基因检测以便早期诊治。在临床工作中需要找到一些与肾癌发生、发展及转移有关的遗传基因及其蛋白产物作为标记来检测诊断癌症的复发和转移等情况。那么什么是基因检测呢？通俗来说，基因是DNA分子上携带有遗传信息的功能片段，是生物传递遗传信息的物质。基因检测是一种通过血液、其他体液或细胞来检测DNA的技术。基因检测的范围主要有3种：单基因检测、肾脏相关基因检测及全基因组检测。当临床诊断相对明确，仅需要进行遗传学确认时，可进行单基因检测；其次可选择肾脏相关基因检测，通常检测12~19个肾癌相关基因；当患者有家族史或怀疑其他遗传性疾病时，也可选择进行全基因组检测。

五、预后评估系统

1. 与肾癌预后相关的因素有哪些

肾癌如果能及早发现，治疗是可以取得较好效果的。在临床治疗过程中发现，不同患者预后情况不同，其与多方面因素相关，一方面是肿瘤本身的特征，在患者就诊时就已确定，另一方面是治疗因素，与就诊平台和治疗手段的选择有关。患者年龄、性别、病理类型、肿瘤大小、TNM 分期、是否行根治性手术、术后是否行免疫治疗或靶向治疗、淋巴结转移、有无静脉癌栓、远处转移、细胞 Fuhrman 核分级、组织学亚型、肉瘤样变、临床症状程度等都是影响肾癌预后的相对危险因素。

2. 什么是 UISS 评分系统

局限性肾癌行肾切除术后，约 30% 的患者可能发生复发或远处转移，术后风险评估对患者的辅助治疗和随访方案制订非常重要。在对患者的生存预测给予咨询时，临床医师也经常依赖经过验证的预后风险模型。现在常用的风险评估模型有美国加利福尼亚大学洛杉矶分校综合分期危险评分系统（UISS），纪念斯隆-凯特琳癌症中心（MSKCC）风险评分标准和国际转移性肾细胞癌数据库联盟（IMDC）风险评分标准。

UISS 将肾癌风险等级分成 5 级，用于估计局限性和转移性肾透明细胞癌患者的术后总存活率。对于无术前淋巴结侵犯或远处转移的肾癌患者，将肿瘤 T1 期、Fuhrman 核分级 Ⅰ～Ⅱ级、美国东部肿瘤协作组行为状态评分（ECOG-PS）0 分患者认定为低危组，将肿瘤 T3 期、Fuhrman 核分级Ⅲ～Ⅳ级、ECOG-PS 评分≥1 分者和肿瘤为 T4 患者均认定为高危组，余下的患者则归入中危组。低、中、高危组患者的 5 年生存率分别是 90%、62%和 42%。

3. 什么是 MSKCC、IMDC 风险评分系统

晚期肾癌的预后风险模型有助于患者危险分层和治疗选择，目前常用的包括 MSKCC 和 IMDC（表 5-1）。MSKCC 评分建立在细胞因子时代，根据体力状态、乳酸脱氢酶、血红蛋白、血钙和自诊断到全身治疗时间 5 个危险因素，将没有预测指标的患者记为低危组，有 1～2 项预测指标的患者记为中危组，伴有≥3 项预测指标的患者记为高危组，相对应的中位总生存期为 30 个月、14 个月和 5 个月。该评分系统的准确性在随后的多项肾癌治疗的研究中获得了外部验证，其准确率在 63%～73%。

靶向治疗时代应用的 IMDC 评分，建立于 MSKCC 标准之上，包括 MSKCC 预后因素中 4 个（除外乳酸脱氢酶），又纳入血小板和中性粒细胞计数，低危、中危和高危患者中位总生存期分别为 35.3 个月、16.6 个月和 5.4 个月。准确预测风险不仅对为患者提供生存可能性的咨询具有重要意义，且对更好地确定适合接受多模式治疗方法的候选患者资格也很重要。

表 5-1　晚期肾癌预后风险评估标准

项目	MSKCC 标准	IMDC 标准
危险因素		
1	诊断到治疗的间隔时间＜1 年	诊断到治疗的间隔时间＜1 年
2	Karnofsky 体能状态＜80%	Karnofsky 体能状态＜80%
3	血清钙＞正常指标上限	血清钙＞正常指标上限
4	血红蛋白＜正常指标下限	血红蛋白＜正常指标下限
5	乳酸脱氢酶＞正常指标上限 1.5 倍	中性粒细胞＞正常指标上限
6		血小板水平＞正常指标上限
危险分组		
低危组	0 个危险因素	0 个危险因素
中危组	1~2 个危险因素	1~2 个危险因素
高危组	3~5 个危险因素	3~6 个危险因素

4. 肾脏肿瘤手术后 5 年是否还会复发

肾癌手术患者依据病理学检查的结果确定病理分期，根据病理分期选择术后治疗及随诊方案。肾癌的预后因素包括解剖因素、临床因素、组织学因素和分子病理因素等。这些预后因素单独应用并不准确，所以要综合评判。肾细胞癌治疗后随访的目的是尽早发现术后并发症，监测肾功能，监测局部复发、对侧肾的复发和转移病灶的发生发展。肾癌手术后，仍有在超过 5 年甚至 10 年的长期随访中出现复发、转移的。因此，如果术后随访 5 年都没有复发，仍需要定期就诊，并不能说明一定不会复发了。

5. 肾癌发生的危险因素有哪些

什么样的人容易得肾癌呢？目前比较确定的肾癌发生发展的危险因素有以下几种：①吸烟，很多研究都表明吸烟和肾癌有一定的关系。②遗传，少数肾癌是有明确的遗传性的。根据是否遗传，可以把肾癌分为遗传性肾癌和散发性肾癌。③药物、饮食和肥胖，相关研究表明体重指数和肾癌相关，并且长期高动物蛋白、脂肪饮食及饮食中缺乏新鲜的蔬菜和水果都有可能与肾癌相关。此外，含有马兜铃酸的中药已经非常确定和肾衰竭相关，而且和肾癌也有一定的关系。④经常接触毒物，长期接触一些化工毒物及具有放射性物质的工作人员，其肾癌发病率较高。常见于一些重金属、石油化工等行业。目前没有确切的预防办法，尽可能地保持良好的生活状态，合理膳食，减少毒物及可疑药物的接触及使用，做好定期的体检。合理的预防策略仍然是通过定期的全面而合理的体检，做到"三早"，即早发现、早诊断、早治疗。

6. 肾癌术后哪些症状是复发征象

外科手术作为肾癌的一种重要治疗手段，少数患者可通过外科手术获得较长期生存。肾癌术后积极的随访观察可以评估肿瘤的复发及进展，是否需要进一步的治疗或者调整治疗方案。如果术后出现乏力、发热、体重减轻、腰胀、血尿、腹部肿块、持续性咳嗽、贫血、红细胞增多症、肝功能异常、高钙血症、高血糖、红细胞沉降率增快、神经肌肉病变等情况，都要积极就诊，进一步评估是否有肿瘤的复发和转移等。

7. 肾癌可以活过 3 年、5 年吗？大概能活多久

随着科学技术的不断发展，人们对于肿瘤患者的生存时间预判评估的能力也不断地提高。然而在绝大多数情况下，科学家和医师都只能对于特定肿瘤患者其特定年数的生存率做一个大致概率上的判定，并不能预测癌症患者的存活时间，无论是肾癌还是其他类型的肿瘤，其实都是这样。

对于早期的肾癌，也就是没有突破肾包膜、局限在肾内的肿瘤，一般在进行肾部分切除或肾全切后，患者都可以获得较长时间的无肿瘤复发生存，其5年肿瘤特异性生存率可高达90%左右。也就是说，患者的总生存时间并没有受到曾患肾癌的影响，这时制约患者生存时间的主要还是患者年龄及其他的一些基础身体情况。

对于突破了肾包膜的肾肿瘤、有局部侵犯的进展期肿瘤或者已有远处转移的晚期肿瘤，患者的生存时间会大大缩短，这时对于患者生存时间的评估才相对来说更加有意义。现有的手段并不是直接预测患者的生存年限，更主要的还是用以往积累的患者生存数据来建立预后预测模型［如图5-1所示的诺曼图（Nomogram）］，对特定年数的生存概率进行判定。为什么至今没有任何一个国家的任何一位科学家或者医师能够发明预测生存时间的公式或者计算机数学模型呢？其实自肿瘤被发现以来，人类从来没有停止过对于肿瘤诊断、治疗、预后判断的研究。革命性的预后生存时间计算就像新诊断指标的发现、新的治疗药物的研发一样困难。不同病理类型、不同分级分期、不同手术方式、不同治疗药物的患者，理论上其生存时间都不相同。可以预见的影响因素除癌症这个疾病本身以外，可能还包括种族、年龄、性别、胖瘦、基础身体情况、有无慢性疾病、工作、收入、社会地位、饮食习惯、性格特征等。因此，从尊重科学的角度上来说，不主张对患者的具体生存时间做预测，这样的预测既不客观，也似乎告诉已经患病的患者"你只能活这么久"。新闻报道中经常出现因为积极乐观而极大延长医师"预言"生存时间的案例，其实这中间存在大家把医师说的生存概率误解成"能活多久"的因素。当然，面对肿瘤，保持积极乐观的心态，有助于患者配合治疗而获得更好的疗效，也使患者获得更高的生活质量。

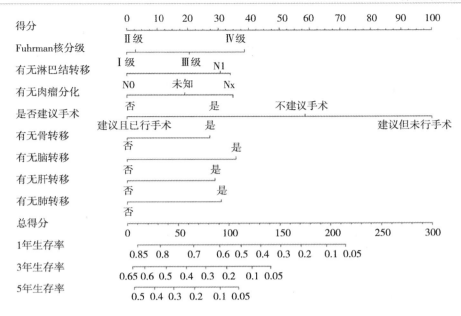

图 5-1　诺曼图

第六章

疾病治疗

导读：肾癌的处理方式主要依赖于疾病分期、肿瘤类型、伴发疾病和患者情况等多种因素，其中肾癌的分期是最主要的因素。局限性肾癌和局部进展性肾癌通常以手术治疗为主，而转移性肾癌通常采用全身系统性治疗。具体治疗方式的选择除患者病情外，还需结合手术医师经验、当地医疗环境等多因素决定。

一、局限性肾癌

1. 什么是局限性（早期）肾癌

肾癌分期采用最广泛的是美国癌症联合委员会（AJCC）制定的 TNM 分期系统（表 6-1）。

表 6-1　肾癌临床分期/预后分组

分期	肿瘤情况		
Ⅰ期	T1	N0	M0
Ⅱ期	T2	N0	M0
Ⅲ期	T1/2	N1	M0
	T3	N0/1	M0
Ⅳ期	T4	任何 N	M0
	任何 T	任何 N	M1

其中临床分期为Ⅰ期、Ⅱ期的肾癌称为局限性（早期）肾癌。

2. 局限性肾癌的治疗方式有哪些

外科手术是局限性肾癌的主要治疗方法，当然也可选择其他治疗方式，主要包括以下内容：

（1）外科手术治疗，根据肿瘤具体情况及患者情况决定具体手术方式，如根治性肾切除术、肾部分切除术等。

（2）积极监测，适用于某些特殊类型的肿瘤，如体积较小的遗传性肾癌等。

（3）微创治疗，如冷冻消融、射频消融、高能聚焦超声等。

3. 局限性肾癌的手术治疗方式有哪些

外科手术是早期肾癌首选的治疗方法，其主要治疗方式如下。

（1）根治性肾切除术：切除患侧肾脏是最好的、最主要的治疗肾癌的方法，切除范围包括患肾、肾周围脂肪及肾周围的筋膜，区域肿大的淋巴结及髂血管分叉处以上的输尿管。

（2）肾部分切除术：也称为保留肾单位手术，一般适用于 T1 期肾癌。其主要适应证如下。

1）绝对适应证：肾癌发生于解剖性或功能性孤立肾，根治性肾切除术将会导致肾功能不全或尿毒症的患者。

2）相对适应证：肾癌对侧肾存在某些良性疾病，如肾结石、慢性肾盂肾炎或其他可能导致肾功能恶化的疾病（如高血压、糖尿病、肾动脉狭窄等）患者。

3）可选适应证：对侧肾功能正常，临床分期 T1a 期（肿瘤≤4cm），肿瘤位于肾脏周边，单发的无症状肾癌患者。临床分期 T1b 期（肿瘤最大径 4～7cm）也可选择实施保留肾单位手术。

（3）肾动脉栓塞术：是肾癌体积较大时，术前可行肾动脉栓塞治疗，可以减少术中出血。

4. 局限性肾癌的非手术治疗方式有哪些

尽管外科手术是局限性肾癌首选的治疗方法，总体上接受手术治疗的患者癌症特异性死亡率显著降低，然而，对于老年患者的分析未能显示手术治疗对癌症特异性死亡率的降低，很多患者的死亡因为肾肿瘤以外的因素。对于身体原因不能耐受手术的局限性肾癌患者可以采用积极监测、冷冻/射频消融治疗、其他烧蚀技术等微创技术治疗。

5. 肾癌手术的方式有哪些

按照手术切口方式，肾癌的手术方式分为传统的开放手术及腔镜手术两大类。开放手术即大家熟知的开刀，而腔镜手术为微创手术，即在腔镜下行保留肾单位手术或根治性肾切除术。腔镜手术包括多孔腹腔镜手术、单孔腹腔镜手术及机器人辅助腹腔镜手术等多种方式。具体手术方式的选择需综合考虑患者身体情况、肿瘤情况、手术医师经验及擅长等因素。

6. 什么是开放手术

开放手术是相对于微创手术而言的，指的就是传统的开刀手术，需要切开患者的皮肤及体壁组织。虽然现在很多手术都可以用微创完成，其创伤性也小，有的患者还是需要进行开放性的手术才能完成。具体选择什么样的手术方式，要根据患者自身的病情和身体综合情况决定，通常医师会选择最有效的方式进行疾病的治疗。

7. 什么是微创手术

微创手术，顾名思义就是微小创伤的手术。微创手术是指利用内镜如腹腔镜、胸腔镜等现代医疗器械及相关设备进行的手术。微创概念的形成是因为整个医学模式的进步，是在"整体"治疗观带动下产生的。微创手术更注重患者的心理、社会、生理（疼痛）、精神风貌、生活质量的改善与康复，最大限度地体贴患者，减轻患者的痛苦。

微创手术具有五大优点：创口小、疼痛轻、恢复快、住院时间短、出血少。

8. 什么是腔镜手术

腔镜手术是一门新发展起来的微创方法，许多开放手术现在已被腔镜手术取而代之。腔镜手术需要通过一个称为"trocar"（腔镜穿刺鞘）的管道状工作通道进行操作，再用特制的加长手术器械在电视监视下完成与开放手术同样的步骤，并达到同样的手术效果。

腔镜手术的优点是非常明显的：①创伤很小，术后瘢痕很小，这一点对年轻人及爱美的女性来说更值得注意；②手术时经过小的穿刺通道进入，对周围组织的损伤降至最低，术后发生粘连的概率变小；③患者术后伤口疼痛明显减轻；④住院天数较少，有的只要 2～3 天即可出院，7 天即可完全恢复健康并投入工作，从而使患者负担费用大大减少，同时医院病床周转率加快。

腹腔镜手术也存在一些缺点，如术前难以估计手术时间，对于复杂病例难以处理，特殊情况需要术中改为开放手术；腹腔镜设备昂贵、操作较复杂、费用较高，以及对手术医师有较高的技术要求等。

9. 什么是机器人辅助腹腔镜手术

机器人辅助腹腔镜手术系统可以提供手术中三维视野，手术器械拥有可在体内自由旋转的关节臂，增加了灵巧性。其操作是由术者在模拟器上操作机器人，然后机器人精确模拟人的手部动作，在体内可以进行精准的手术操作，如血管、神经及组织处理，止血、缝扎的精准处理，这样可大大降低手术过程中对患者其他组织器官、神经、血管的损伤，相对于腹腔镜手术来说，其是里程碑式的技术进步。由于这些优势，手术的难度大大降低。

腹腔镜手术仍有着一些难以克服的缺点，如手术技术难以熟练掌握，显示器中二维图像在人脑中三维图像建立，然后进行手术操作过程，需要较长的学习曲线。腹腔镜多为固定关节器械，在人体内进行精巧动作仍有局限。经过近几年的发展，这些缺点已被不断克服。

10. 机器人辅助腹腔镜手术较开放手术和腹腔镜手术有哪些优缺点

机器人辅助腹腔镜手术相对于开放和腹腔镜手术而言，优点主要有 3 个方面：①放大视野 10～15 倍，高清晰度立体三维成像系统使术者能够更加清晰地辨别组织结构，保证了组织的精细分离切割；②通过机械手操作，滤除生理震动，避免了人呼吸和生理颤抖对操作的影响，具有人手无法相比的稳定性及精确度，更易于保护神经和组织肌肉，能很好避免因一些神经损伤而导致功能丧失；③机械手的仿真手腕，突破了人手和腹腔镜器械的局限，在狭小的区域也可以灵活完成分离、切割、止血及缝合等各种动作。而机器人的缺点主要有设备昂贵、手术费用高、术中穿刺过程中肠道及器官损伤致术中肠造瘘、腹膜炎发生、血肿气肿形成等。在欧美发达国家中机器人手术已成为常规手术方式，随着手术数量的升高，相应并发症也不断引起外科医师重视，预防机器人手术并发症发生的关键在于术前周密手术计划制订、有一个合作默契的机器人手术团队及对于解剖的深刻认识和发生并发症后当机立断处理的魄力。

11. 什么是冷冻消融、射频消融及高强度聚焦超声

这 3 种技术都是目前肿瘤微创治疗中的热点。冷冻消融术是一种应用冷冻消除靶组织的外科医疗技术，而经皮射频消融治疗是使用射频热效应引起组织凝固性坏死而达到切除肿瘤的目的。

高强度聚焦超声（HIFU）治疗是一种新型的肿瘤治疗方法。运用该方法治疗肿瘤时，可以利用超声定位，利用高强度超声波杀灭靶区内的肿瘤细胞而不损伤周围正常组织，实现对肿瘤组织的微创治疗。目前，高强度聚焦超声治疗可用于多种良性、恶性实体肿瘤的治疗，是一项具有广泛发展前景的无创、绿色治疗技术。但是受呼吸影响，该治疗在肾脏肿瘤的治疗中较少应用。

冷冻消融、射频消融及高强度聚焦超声治疗作为肿瘤局部治疗方法之一，是对传统肿瘤外科手术治疗的有效补充。但同时也需要指出，对于许多肿瘤应用该类技术仍需大量临床证据的积累和验证。

12. 腹腔镜肾癌手术有哪些优缺点

随着科技的进步、医疗技术和设备完善，腹腔镜技术在泌尿外科疾病治疗中的重要性和价值日渐凸显。相对于传统开放手术来说，腹腔镜手术创伤小，可以降低术中出血，降低术中并发症的发生及减少手术时间，可以加快患者术后恢复时间。

（1）腹腔镜手术与传统手术相比，具有以下的优点：

1）腹腔镜手术对腹腔内脏扰乱小，避免了空气中尘埃、细菌对腹腔的刺激和污染。术中以电切、电凝操作为主，对血管先凝后断，止血彻底，出血非常少。手术结束前冲洗彻底，保持腹腔的清洁，大大减少了术后肠粘连的风险。

2）腹腔镜手术是真正微创手术的代表，外部创伤大为减少，术后恢复快、痛苦少。

3）术后可以早期下床，睡眠姿势相对随意，大大减轻了家属陪护的负担。

4）一般采取全身麻醉，各项监护完备，安全性大为增加。

（2）腹腔镜手术也有自身缺点，如腹腔镜设备比较昂贵；手术医师的学习曲线长，对手术医师有非常高的技术要求；特殊情况需要术中改为开放手术等。

13. 肾肿瘤如何选择腹腔镜手术

选择手术方式要根据患者个体情况进行术前缜密的评估，按照欧洲、我国和美国国家综合癌症网络（NCCN）指南来看一般临床分期为 I、II 期，肿瘤直径＜10cm的患者可以采用腹腔镜手术，还要根据医院设备条件及手术医师具备的技术条件来决定。

14. 肾肿瘤如何选择开放手术

哪些情况需行开放手术需要根据患者病史和一般条件及术前相关影像学检查来定，术前需判断肿瘤体积大小、位置及与集合系统、肾窦的关系，与周围组织、血管、器官的情况来定手术方案，没有指南或者文献规定什么样的肿瘤需要行开放或微创手术。一般来说，肿瘤体积较大，粘连较重，III、IV 级癌栓患者，需行开放治疗。具体手术方式的选择主要取决于医院的医疗条件，医师的手术经验等。

15. 如何选择保留肾单位的手术

利用开放或腹腔镜技术，在完全、部分或不阻断患肾血流的条件下，切除或毁损病变部分的肾组织，并保留同侧其余正常肾组织，以达到最大限度保护肾功能目的的手术。其包括肾部分切除术、肾楔形切除术、肾肿瘤剜除术、肾肿瘤射频消融术等。

16. 保留肾单位手术有哪些益处

正常人体有 2 个肾脏，肾脏起到排毒的作用，肾功能不全时表现为肌酐升高。正常情况下，1 个肾脏可以完成人体毒素的排泄。在切除肾脏前我们会对对侧肾功能进行评估，判断切除患肾后对侧肾是否能胜任排泄毒素的工作。当人体只有 1 个肾脏时，如果再发生病变，就很容易导致肾功能不全，甚至是尿毒症，所以在病情允许的情况下会建议患者进行保留肾功能的手术，就是保肾手术。保肾手术保留一部分肾组织，为身体储备了一定的肾单位，如果对侧发生病变，还有肾单位可以排毒，不至于立刻需要做血液透析或者肾移植。因此，保肾手术的优势是很明显的。此外，相关研究表明保肾手术后的患者较根治性切除术后的患者心血管不良事件的发生率较低。

17. 局限性肾癌保留肾单位术后还会复发吗

所有恶性肿瘤都有复发的可能性，但实际复发的可能性并不高，据统计保留肾单位手术局部复发率仅为 0～10%，而 ≤4cm 的 T1 期肿瘤，局部复发率更低，只有 0～3%。而且有研究表明，在总生存期上来看，保留肾单位手术也不逊于根治性手术。肾脏是人体重要的功能器官，它有排泄体内代谢废物和维持机体酸碱离子平衡的重要作用，所以我们在切除肿瘤治疗疾病的同时，还应尽可能保留肾脏功能。因此，建议对于早期肾癌患者，在允许的情况下行保留肾单位手术。

18. 保留肾单位手术后同侧肾脏再发肾癌如何治疗

据统计 1.8%～2.2% 的患者可能出现再发肾癌。对于这一部分患者再次行保留肾单位手术是可行的，但需要综合考虑前次肿瘤位置、大小及手术方式，复发的肿瘤位置、大小，患者情况和医师经验等。然而，此类患者往往再次行保留肾单位手术的概率不大。因为手术愈合会引起局部粘连，解剖层次变化甚至消失，这都增大了再次手术的难度和风险。肾脏肿瘤术后往往不需要辅助治疗，定期复查就成了术后治疗肿瘤的关键，早发现、早治疗仍是肿瘤防治不可忽视的重要环节。如果患者对侧肾脏功能较差，无法耐受根治性手术，也可以选择射频消融和冷冻治疗等其他非手术治疗方案。

19. 影响保留肾单位手术后患者肾功能的因素有哪些

影响保留肾单位手术后肾功能不全发生及进展的因素是多方面的。目前报道的因素主要包括术前肾脏功能储备 （renal function reserve，RFR）、肿瘤复杂程度［直径、外凸率、与肾窦及集合系统距离、位于肾腹侧/背侧、纵轴位置（R.E.N.A.L 评分）］，以及术中因素，如术中出血量、缺血时间（ischemia duration）和类型、肾动脉阻断方式及保留肾单位数量（肿瘤切除方式、肾脏缝合方式）等。研究发现，高龄、吸烟、病理性肥胖、中重度高血压、糖尿病、心血管疾病等都可导致 RFR 下降，从而影响保留肾单位手术后肾功能的恢复，增加术后肾功能不全的风险。此外，高 R.E.N.A.L 评分，较多的术中出血量，较长的缺血时间，以及过多的肾组织切除等均会显著增加术后肾功能不全的发生风险。

20. 如何选择根治性肾切除术

根治性肾切除术一直以来被认为是可能治愈肾癌的方法，广泛应用于各种分期的肾癌患者。近年来保留肾单位手术的应用给早期肾癌患者提供了更多的选择。具体手术方式还要结合病情，由患者与临床医师共同制订。一般认为对于肿瘤直径大于 4cm，或者伴有淋巴结或远处转移，在对侧肾脏没有严重疾病也就是肾功能良好的情况下都应该行根治性肾切除术。手术前可以借助肾动态显像检查来评估对侧肾功能。

21. 根治性肾切除术的切除范围

根治性肾切除术的手术入路主要有经腰部、腹部和经胸腹联合切口三大入路，具体选择除参考肿瘤的分期、肿瘤的部位、患者的体型等因素外，更多的是取决于主刀医师对各种手术入路掌握的熟练程度，同时根据手术中具体情况决定是否能早期结扎肾血管。

根治性肾切除术的切除范围通常包括患肾、肾筋膜、同侧肾上腺、同侧髂血管分叉处以上输尿管，以及区域淋巴结。然而，目前越来越多的证据支持对于早期肾癌在行根治性肾切除术时不必常规进行区域或扩大淋巴结清扫术。对于是否需要切除同侧肾上腺，目前认为符合下列 4 个条件者可以选择保留肾上腺：①临床分期为Ⅰ期或Ⅱ期；②肿瘤位于肾中、下部分；③肿瘤最大径<8cm；④术前 CT 显示肾上腺正常。但在此种情况下如手术中发现同侧肾上腺异常，则仍需切除同侧肾上腺。

22. 根治性肾切除术后对侧肾还会发生肾癌吗

根治性肾切除术后对侧肾发生肾脏肿瘤的概率为 1%～2%。孤立肾的肾肿瘤治疗往往比较被动，保留肾单位手术无疑是最佳治疗方案。所以根治性肾切除术后定期复查也非常关键，如果对侧肾脏肿瘤较小时就能发现，再次行保留肾单位手术，治疗效果也是很好的。

23. 切除一侧肾脏后会导致肾衰竭吗

如果术前肾功能正常，手术可能造成肾功能下降，但是这种下降一般比较轻微而且比较稳定。也就是说手术之后血肌酐可能会升高，但是很难达到肾衰竭的程度。术后出现的肾衰竭通常是因为其他基础疾病，如高血压、糖尿病、肾炎等。所以只要能控制好血压、血糖，避免应用损伤肾功能的药物，切除一侧肾脏后，不会导致肾衰竭。然而，若手术前即存在总肾功能不全或对侧肾功能不全，在切除单侧肾脏后可能加重病情，但是否会发展为肾功能衰竭也需结合临床实际情况及健侧肾脏的实际情况。通常这类患者推荐行保留肾单位的手术。因此，手术前的完善评估、手术方式的选择、术后肾功能的保护及密切的随访具有十分重要的作用。

24. 根治性肾切除术需要切除同侧肾上腺吗

肾和肾上腺都在肾筋膜之内，解剖关系密切，但两个器官功能相对独立，一般认为根治性肾切除术可不切除同侧肾上腺。有研究表明，无论是否切除同侧肾上腺，患者的 5 年生存率和 10 年生存率是相似的。但如果术前检查或术中发现肾上腺异常或受累，还是建议行同侧肾上腺切除。

25. 根治性肾切除术切除同侧肾上腺后是否影响激素水平

目前根治性肾切除术并不会常规切除肾上腺，仅当肾脏上极肿瘤直接侵犯肾上腺，或术前影像学检查发现肾上腺异常，或术中探查发现肾上腺病变才会同期手术切除。如果术前 CT 或磁共振发现肾脏肿瘤同侧肾上腺有病变，应该进行内分泌方面的评估，明确肾上腺肿瘤是否具有激素分泌功能，如果有则需要根据肿瘤类型提前进行准备或术后补充相应激素；如果内分泌评估无功能则无须特殊准备，术后也不会影响肾上腺激素水平。肾上腺有 2 个，分别位于双侧肾脏上方，如果肾上腺内分泌功能正常，即使完全切除一侧肾上腺也不会明显影响整体激素水平，术后也无须额外补充激素。

26. 根治性肾切除术是否常规行淋巴结清扫术

恶性肿瘤的治疗除了切除原发病灶，往往还包括肿瘤淋巴引流区域的淋巴清扫。但肾癌是个例外，根据欧洲的大型III期临床研究结果，是否做淋巴结清扫并不会影响肾癌患者的肿瘤学预后，淋巴结清扫组与未清扫组在总体生存率、疾病特异性生存率和无复发生存率方面无显著差异。正是因为淋巴结清扫不能给肾癌患者带来获益，反而会增加并发症发生风险，所以行根治性肾切除术时不常规做淋巴结清扫。

27. 早期肾癌手术切除疗效如何

早期肾癌（特别是 T1 期肿瘤）无论是保留肾单位手术还是根治性肾切除，大部分患者可以获得治愈，只有少数预后类型不好（如含有较多肉瘤成分、肾集合管癌、分化很差的肾癌）的患者很不幸，术后很快出现复发或转移并迅速进展。中期（局部进展）肾癌经外科治疗后有 30%～50% 的概率复发或转移。晚期（转移性）肾癌患者即使是外科治疗联合分子靶向药物及免疫治疗，其疗效也较早、中期肾癌要差。

总的来说，肾癌患者术后可以活多久与很多因素有关。患者的自身身体状况、肿瘤的分期分型、手术方式的选择及患者的心理状态等因素都会对患者的生存期有所影响。

28. 肾癌手术前哪些评分系统可估计手术难度

目前肾癌术前大致有术前解剖特征（PADUA）分类系统，R.E.N.A.L.评分，向心指数（C-index）评分。基于动脉的复杂性评分系统及肾脏区域评分系统（Zonal NePhRO）。这些评分系统可以很好地在术前评估肿瘤大小、外生/内生特性、靠近收集系统和肾窦、前/后或下/上极位置、血管复杂等情况，能给临床医师在术前制订安全有效手术方案提供重要思路，包括是开放手术还是腹腔镜手术，是根治性切除还是部分切除等。

29. 肾癌手术常见并发症有哪些

无论是传统的开放手术，或者是腹腔镜、机器人手术治疗肾癌，均有可能发生出血、感染、肾周脏器损伤（肝、脾、胰腺、胃肠道）、胸膜损伤、肺栓塞、肾衰竭、肝衰竭、尿漏等并发症。

30. 早期肾癌手术治疗后会发生远处转移吗

恶性肿瘤手术后都有转移的可能，肾肿瘤当然也不例外。早期肾癌虽然较局部进展性肾癌及晚期肾癌的手术后转移风险低，但仍存在一定复发及转移的可能，因此术后定期复查是非常重要的，复查也是肿瘤治疗的重要部分。

31. 局限性肾癌冷冻/射频消融治疗后会复发吗

近年冷冻/射频消融治疗局限性肾癌才逐渐广泛应用于临床，通常用于年龄较大或不能耐受手术的患者。由于缺乏大宗的前瞻性或随机对照研究的长期疗效数据，且目前可用的统计数据大多数来源于肾脏小肿瘤的治疗，所以局限性肾癌行冷冻/射频消融治疗的效果（包括复发率等）尚需要进一步观察和总结。早期的研究表明，与肾部分切除术相比，冷冻/射频消融治疗术后复发率较高，但也有研究发现其复发率与肾部分切除术相当。研究表明，经腹腔镜冷冻/射频消融治疗肾内小肿瘤的效果好，而对较大、内生性及肿瘤基底与肾窦接触较广泛的肿瘤，治疗失败和肿瘤复发的风险增加。

32. 早期肾癌患者靶向药物治疗/免疫治疗可治愈吗

目前对于早期肾癌（T1、T2 期），手术仍然是治疗的有效方法。早期肾癌患者术后预后良好，复发或者转移概率不高。研究表明，早期肾癌术后辅助应用靶向药物治疗/免疫治疗并不能降低复发或者转移风险。相反，应用靶向药物治疗/免疫治疗可能会带来潜在的药物副作用，包括胃肠道反应、心血管事件、手足综合征等。患者生活质量受损，经济负担加重。因此，一般情况下不建议早期肾癌患者在术后进行靶向药物治疗/免疫治疗。

33. 什么是无症状隐匿性小肾癌

严格意义上说，小肾癌（small renal mass，SRM）不是一个标准的医学名词，只是为了强调小体积肾癌诊治特点而提出的概念。对小肾癌的界定，目前将直径 <4cm 的肾脏肿瘤称为小肾癌。资料表明直径 <4cm 的肾癌与直径 >4cm 者，在生物学特性、临床表现、治疗方案、预后等方面均有很大的差别。直径 <4cm 的肾癌往往为高分化，有假包膜，远处转移极少见，临床上常无症状，推荐行肾部分切除术

或肿瘤剜除术；而直径＞4cm 的肾癌分化常较差，一部分患者发病时即有转移，应以根治性肾切除术为主。预后方面，直径＜4cm 的肾癌局部复发率为 0～3%，而直径＞4cm 者局部复发率达 16%；早期研究表明直径＜4cm 肾癌患者术后生存率明显高于直径＞4cm 者。

34. 无症状隐匿性小肾癌如何治疗

通常选择保肾手术，即将肿瘤及肿瘤周围少许正常的肾脏组织切除，保留大部分肾脏组织，维护肾脏功能。应根据肿瘤在肾脏中的位置来决定具体手术方式，主要因素为肿瘤与肾脏内大血管的毗邻关系，来判断能否行保肾手术。当然，与医师的水平和经验也有直接的关系。无论是开放手术还是微创的腹腔镜保肾手术，都需要医师有较高的水平和足够的经验。开放手术和微创手术治疗肿瘤的效果和保护肾功能方面没有什么区别。目前国际上还有射频消融或冷冻治疗小肾癌，但保肾手术仍是治疗小肾癌最可靠的方法。对于身体条件不适合手术的老年患者，以及可能有严重合并症而手术风险高的患者，也可主动监测，发现肿瘤进展及时行微创治疗。

二、局部进展性肾癌

1. 什么是局部进展性（局部晚期）肾癌

局部进展性肾癌（局部晚期肾癌）并非一个正式名称，通常指没有远处转移证据的局部进展性肾癌，即肿瘤不局限于肾脏，突破肾包膜而累及肾周脂肪组织，或向内生长累及肾盂、肾盏或肾窦脂肪组织，或形成静脉癌栓累及肾静脉、下腔静脉，甚至进入右心房，或出现肾门、腔静脉、腹主动脉旁淋巴结转移，以及肿瘤突破肾筋膜的限制而累及周围器官或组织（如十二指肠、肝脏、胰腺、脾脏、结肠等），即临床分期为III期的肾癌（表 6-1）。

2. 局部进展性肾癌能否行手术治疗

对于局部进展性肾癌，如果能够实现肿瘤的根治性切除，除了可以缓解肿瘤侵袭带来的临床症状，还能够改善患者的生存预后。如果肿瘤累及肾周脂肪、肾窦或集合系统，这些组织本身也在常规切除范围之内，因此对于手术方式影响不大。如果肿瘤合并有肾静脉或下腔静脉癌栓，除了切除原发病灶，还需要切除癌栓，如果癌栓长度超越膈肌或肝静脉，则可能需要体外循环辅助及开胸手术。如果肾癌出现了区域淋巴结转移，术中一并切除可以获得更加精确的肿瘤分期并改善肿瘤的局部控制。如果肿瘤突破肾筋膜累及周围器官组织，可能需要联合多个科室进行多脏器切除。

3. 局部进展性肾癌的手术方式选择

局部进展性肾癌的治疗方法仍然首选根治性肾切除术，医师可以根据自己的经验采取经腰部切口或经腹部切口的入路进行手术，可根据肿瘤情况、当地医疗条件、患者经济条件、手术医师擅长及经验等多种因素，选择开放或腹腔镜或机器人辅助下腹腔镜等方式完成手术。对于比较复杂的病例，可以在血管外科、肝胆外科或心脏外科医师的帮助下以团队合作的形式完成手术。

4. 局部进展性肾癌手术后是否会发生远处转移

肾癌无论是早期还是局部晚期，在手术后都会有一定的转移和复发概率。只是随着肿瘤分期的升高，这种概率也随之增高。对于早期肾癌，远处转移的发生概率一般为7%～15%；而对于局部进展性肾癌，相当一部分患者会面临局部复发或远处转移的问题。

5. 局部进展性肾癌手术后是否需要进行其他辅助治疗

局部进展性肾癌即使行外科手术切除，术后复发、转移的风险依然很高，患者的总体生存率和生存时间均较局限性肾癌显著下降。对于局部进展性肾癌术后尚无标准的辅助治疗方案，基于晚期转移性肾癌靶向药物治疗和免疫治疗取得的显著疗效与临床经验，全球范围内开展了多项针对局部进展性肾癌术后辅助治疗的临床试验。目前开展的局部进展性肾癌辅助治疗临床试验主要是针对高危肾透明细胞癌，此类患者优先被推荐参加临床试验。

局部进展性肾癌术后辅助靶向药物治疗的多个Ⅲ期临床研究已公开发表其数据，涉及舒尼替尼、培唑帕尼、阿昔替尼及索拉非尼等药物。所有研究中总生存时间（overall survival，OS）均为阴性结果，仅有 S-TRAC 研究中使用足量舒尼替尼（50mg/d，用 4 周停 2 周）辅助治疗 1 年时与安慰剂相比获得了无病生存（disease free survival，DFS）的获益（6.8 年 vs 5.6 年，HR 0.76，95% CI 为 0.59～0.98，P=0.03）。而在取得肿瘤控制效果的同时，患者需要承担明显的药物相关毒副反应及经济负担。目前，仅对于高复发风险的肾透明细胞癌患者，在充分了解辅助治疗相关风险和可能获益的情况下，可以选择术后辅助舒尼替尼靶向治疗。辅助靶向药物治疗应尽量维持足量（全剂量）、充分（减少剂量中断）和长时间（至少 1 年）的用药，以获得减少及延缓肿瘤复发和转移的治疗效果。

6. 局部进展性肾癌手术前是否需要进行新辅助治疗

新辅助治疗指在实施局部治疗（如手术等）前所做的全身系统性治疗，其目的是希望缩小肿块、杀灭微转移病灶，从而利于后续手术治疗，并有助于延长患者总生存期。针对局部进展性肾癌的治疗称为新辅助治疗，而针对转移性肾癌的治疗则称为术前治疗。

局部进展性肾癌新辅助治疗的潜在价值在于：①改善肿瘤预后；②缩小肿瘤体积，缩小静脉癌栓，降低复杂肿瘤的手术难度及手术风险；③使某些不可切除的肿瘤可被外科切除，并减少切除毗邻组织器官的风险；④使某些存在保留肾单位手术绝对适应证的患者保留肾脏；⑤根除微小转移病灶；⑥评价肿瘤对药物的敏感度，作为术后进一步治疗方案的参考；⑦有研究认为，在原发肿瘤存在的情况下，促血管生成和（或）促免疫因子可能提高靶向治疗的疗效，且较高的肿瘤负荷可促进全身炎症反应和更强的免疫系统激活。目前已有一些回顾性研究及少量前瞻性研究证实，术前新辅助靶向药物治疗或新辅助免疫治疗有降低肿瘤分期的作用，但尚无随机对照研究结果证实新辅助治疗可以改善局部进展性肾癌的预后。

7. 肾癌伴肾脏周围肿大的淋巴结需要手术切除吗

根据欧洲的大型III期临床试验结果，是否做淋巴结清扫并不会影响肾癌患者的肿瘤学预后。淋巴结清扫组与未清扫组在总体生存率、疾病特异性生存率和无复发生存率方面无显著差异，所以根治性肾切除术并不常规做淋巴结清扫。但如果术前影像学检查怀疑有腹膜后淋巴结转移，或手术时发现腹膜后有肿大淋巴结而考虑存在淋巴结转移时，应该切除肿大淋巴结并单独送病理检查。这有助于肾癌更为精确的分期，以便正确判断预后及添加术后辅助性治疗。此外，切除区域性转移病灶有利于肿瘤的局部控制，如果其他部位没有转移，可以推迟系统性治疗的时间。

8. 腔静脉、肾静脉癌栓如何手术切除

容易侵袭静脉系统形成癌栓是肾透明细胞癌的一个特点，合并癌栓往往提示肿瘤恶性程度较高，从分期上属于局部进展期疾病。肾癌合并静脉癌栓患者占肾癌患者的 4%～10%。

（1）根据癌栓延伸位置的高低及是否侵犯下腔静脉壁分为 4 级：

1）I级主要位于肾静脉内。

2）II级位于肝静脉水平以下。

3）III级位于肝静脉水平以上，膈肌以下。

4）IV级为癌栓延伸到膈肌以上或直接侵犯下腔静脉壁，严重者可延伸进入心房。

（2）治疗

1）I级癌栓一般和普通肾切除术类似，直接以血管夹将癌栓封闭到肾静脉切除。

2）II级需要阻断下腔静脉、对侧肾静脉及腰静脉，然后剖开下腔静脉将癌栓取出，再予以缝合。

3）III级或IV级除了阻断上述血管，还可能需要阻断肝门血管，如果循环不稳定，还需要进行体外循环，再切开下腔静脉取出癌栓。

总之，癌栓分级越高，处理就越复杂。肾癌合并癌栓的预后相对于局限性肾癌要差。根据文献报道，治愈率为 45%～70%。不同癌栓等级的中位生存期也存在差异，分级越高，预后越差。

9. 局部进展性肾癌是否需要行同侧肾上腺切除术

局部进展性肾癌根治性切除术同时切除同侧肾上腺的比例呈下降趋势，有关切除肾上腺能否获得生存获益的研究较少，且多为回顾性研究，大部分研究样本量少，随访时间短，因此证据级别较低，无法得出确切结论。一项美国梅奥医学中心的较大规模研究表明，在局部进展性肾癌根治性肾切除的同时常规切除同侧肾上腺并不能带来肿瘤学的获益，且不能防止术后对侧肾上腺转移。因此，除非术前影像学检查发现肾上腺异常或术中发现同侧肾上腺异常，考虑肾上腺转移或直接受侵，否则不建议在局部进展性肾癌根治性肾切除术的同时常规切除同侧肾上腺。

10. 局部进展性肾癌完整切除肿瘤后预后如何

局部进展性肾癌指的是伴有区域淋巴结转移和（或）肾静脉瘤栓和（或）下腔静脉瘤栓和（或）肿瘤侵及肾周脂肪组织和（或）肾窦脂肪组织（但未超过肾筋膜），无远处转移的肾癌。伴有淋巴结转移的患者：区域或扩大淋巴结清扫术对判断肿瘤分期有实际意义，少部分淋巴结转移的患者可通过手术提高生存率，手术后 5 年生存率和 10 年生存率分别为 5%～30% 和 0～5%。伴有肾静脉和下腔静脉瘤栓的患者：对于无淋巴结转移也无远处转移的肾静脉和下腔静脉瘤栓，如果肾癌根治术中能完整取出下腔静脉瘤栓，其 5 年生存率可达到 45%～69%。但肾静脉和下腔静脉瘤栓如果伴有淋巴结转移或远处转移，其术后 5 年生存率则降至 0～33%。另外，由于目前辅助治疗的临床广泛应用，如靶向药物治疗、免疫治疗等，局部进展性肾癌患者的预后得到了明显的改善。

三、转移性肾癌

1. 什么是转移性（晚期）肾癌

转移性肾癌是指伴有其他脏器转移的肾癌，即临床分期为Ⅳ期的患者（表6-1）。

2. 转移性肾癌如何治疗

目前转移性肾癌的治疗仍以全身治疗为主，辅以原发灶或转移灶的姑息手术或放疗。转移性肾癌的治疗需全面考虑原发灶和转移灶的情况、肿瘤危险因素评分及患者的体能状况评分，以选择恰当的综合治疗方案。

3. 肾癌转移后是否应切除原发肿瘤

转移性肾癌行原发肿瘤切除或肾脏切除被认为是一种减瘤性手术，是姑息治疗，手术后必须进行全身治疗。在细胞因子治疗时代，减瘤性肾切除加干扰素免疫疗法（CN+INF）与单独 INF 免疫疗法进行比较的荟萃分析发现，接受减瘤性肾切除治疗的患者，其长期生存率提高了。但 INF 的免疫疗法在当代临床实践中已不再广泛应用。在肾癌靶向药物治疗时代背景下，两项随机试验（CARMENA 和 SURTIME）研究了减瘤性肾切除的作用，证实在 MSKCC 风险分级为中危和低危患者中，单独使用舒尼替尼的效果不逊于立即减瘤性肾切除继之舒尼替尼治疗。基于上述 2 项随机对照研究，不建议对 MSKCC 风险分级为高危的肾癌患者进行减瘤性肾切除手术。但是，目前肾癌治疗的方式再次倾向免疫治疗或免疫联合靶向药物治疗，在这种新的治疗模式下减瘤性肾切除的意义需要进一步评价，目前没有相关研究报道可供参考。

4. 肾癌转移后可否行保肾手术

转移性肾癌进行减瘤手术多为减瘤性肾切除，如无绝对指征不常规做保留患肾的手术，如无法做减瘤性肾切除，建议行全身靶向药物治疗。在罕见情况下，如双侧较大肿瘤、孤立肾局部晚期肿瘤、肾功能受损的患者，出现局部症状或栓塞等保守方式不可控制出血等情况的患者，可考虑行保留肾单位的手术切除，但是手术风险及术后肾功能损害需仔细评估。

5. 转移性肾癌的转移灶能通过手术切除吗

目前各大指南对于转移灶切除和局部治疗没有提供治疗意见，但是，欧洲泌尿协会指南推荐为了控制局部症状，对转移性病灶尤其是可以完全切除的病灶（可能有利于病情的控制），可提供局部治疗，包括转移灶切除术。对临床相关的骨或脑转移瘤提供立体定向放射疗法，实现局部控制和症状缓解。目前少量研究提示对于孤立转移灶和寡转移灶患者行转移灶切除或局部治疗，患者生存是能获益的，但是缺乏强有力的临床证据。因此，转移灶的切除或局部处理应该经过多学科评估之后合理选择，使其能让患者最终获益。

6. 手术后肿瘤复发还能再次进行手术吗

根治性肾切除术（RN）的术后局部复发率为 2%～4%，肾癌患者手术后如能定期复查，加上影像诊断技术的进步，可较早发现局部复发的肿瘤，部分患者仍有再次手术根治的机会。若患者已出现广泛转移，则建议行全身系统性治疗。

7. 姑息性肾切除术预后如何

姑息性肾切除术相当于减瘤性肾切除术。目前有研究提示对于 IMDC 评分低危的患者行减瘤手术优于其他治疗，而对于 IMDC 评分中高危的患者，靶向药物治疗或联合免疫检查点抑制剂治疗效果更优。但由于结果还需要更多的研究证据，而且 IMDC 评分对于晚期肾癌危险度的分级是否最合适还有争论。因此，目前对于 IMDC 评分中高危的肾癌患者是否行减瘤性肾切除手术还需要个体化对待，考虑的因素包括原发病灶切除的难易程度、手术的风险、药物的可及性、还有患者及家属的意见及患者对手术的耐受程度等，需谨慎选择减瘤手术。

8. 转移性肾癌术后是否需要其他治疗

不同病理类型的肾癌，术后是否需要其他治疗则需结合肿瘤分期等情况综合考虑。对于肾透明细胞癌，术后可选择分子靶向药物、免疫检查点抑制剂、mTOR 抑制剂或者联合用药。晚期肾非透明细胞癌患者的样本量少，因此缺乏相应的大宗随机对照临床试验。研究提示靶向药物治疗肾非透明细胞癌有效，但其疗效要差于肾透明细胞癌。此外，对于遗传性肾癌，如 VHL 病可能合并中枢神经系统等其他器官系统的病变，需要多科室协同随诊；对于肾髓样癌，术后可结合化疗和放疗，但综合治疗方案目前还未确定；对于肉瘤样肾癌，术后可选择靶向药物治疗或化。

9. 什么是新辅助治疗

新辅助治疗是恶性肿瘤在局部治疗（手术或放疗）前给予全身治疗（化疗或靶向药物/免疫治疗）的方法。新辅助治疗的优点包括可减轻肿瘤负荷，增加手术完全切除肿瘤的机会；通过术前使用药物将肿瘤分期分级降低，尽量把不能手术的癌灶转变为可切除的癌灶，延长患者生存期；判断药物的敏感度，从切除的标本中更能客观地评价肿瘤对药物的反应，从而为以后的治疗确定更有效的方案；对各种因素如高血压、恶性心律失常、血液疾病、心肌梗死等导致手术延迟的患者可起到控制和治疗肿瘤的作用，为择期手术和综合治疗创造条件。需要说明的是，肾癌目前并无标准新辅助治疗方案，也并非所有肾癌患者都需要行新辅助治疗。医师会根据患者具体情况向患者建议是否需要行新辅助治疗。

10. 肾癌新辅助治疗的方式有哪些

肾癌目前并无标准新辅助治疗方案。目前主要的新辅助治疗方式为靶向药物治疗。肾癌的新辅助治疗在以下方面存在应用价值。

（1）对于双侧肾癌或孤立肾肾癌患者，保肾手术难度较大的，使用新辅助治疗有希望减小肿瘤体积、降低部分患者的手术难度。

（2）由于患者身体因素，如一些内科疾病，手术风险太大，部分患者使用新辅助治疗有希望控制肿瘤进展，待身体条件好转后再接受手术。

（3）部分肾癌合并癌栓的患者使用新辅助治疗有希望使癌栓缩小，从而降低手术难度。但目前尚缺乏高水平的研究证实。目前，以 PD-1/PD-L1 为代表的免疫治疗在肾癌的治疗中取得一定进展。未来免疫治疗与靶向药物治疗联合可能是肾癌患者新辅助治疗的发展方向。

11. 转移性肾癌术后是否需要辅助治疗？如何选择

转移性肾癌的局部治疗主要包括原发灶的减瘤性手术及转移灶的局部治疗，通常术后需要进行辅助治疗。

在晚期肾癌全程管理与优化中，IMDC 风险评分可以预测患者预后及作为治疗方案选择的主要依据，分子标志物作为辅助参考。IMDC 风险评分的危险因素有诊断至接受全身治疗的时间小于 1 年、贫血、高钙血、卡氏（KPS）评分小于 80%、血小板大于正常值、中性粒细胞大于正常值。0 个危险因素为低危，1～2 个危险因素为中危，2 个以上的危险因素为高危。目前的研究提示低危晚期肾癌的患者采用 TKI 单药更合适，中危患者 1 个危险因素时采用 TKI 单药疗效更合适，高危的患者采用免疫治疗联合方案更合适。PD-L1 阳性和 *PBRM1* 突变患者免疫治疗获益明显，但中国人群中 PD-L1 阳性表达较低，与 TCGA 数据库相比，中国肾透明细胞癌中 *PBRM1* 突变率也较低。所以患者除常规血常规、生化检查以外，还可以做 *PD-L1* 和 *PBRM1* 的基因检测。选择靶向药物或免疫治疗时要综合考虑药物的疗效、副作用及患者合并症等诸多方面，在取得疗效的同时，尽量避免药物副作用对患者生活质量的影响。

12. 晚期肾癌患者靶向药物治疗后有多久的生存获益

开放、单臂、多中心、Ⅳ期临床研究评价舒尼替尼一线治疗中国转移性肾癌患者的疗效显示，舒尼替尼初始治疗我国晚期肾癌患者显著提升总生存时间达 30.7 个月。国际 COMPARZ 研究显示培唑帕尼和舒尼替尼分别用于晚期肾癌的靶向药物治疗，其总生存时间分别为 28.4 个月和 29.3 个月，没有显著差异。当然，根据 IMDC 风险评分对患者进行危险分层后的相应生存获益肯定不同，如对于低危患者，使用培唑帕尼治疗其中位无进展生存时间达 32.4 个月，而对于中危患者中位无进展生存时间达 13.1 个月，高危患者的中位无进展生存时间则只有 4.5 个月。

13. 放疗对肾癌有效吗

肾癌的放射线敏感度不佳，但并不是对放疗完全抵抗的疾病。已有证据显示外放疗在合适放疗剂量下能够提供良好的症状缓解和局部控制作用。新的放疗技术不断涌现，在现代影像学引导下来实现放疗高生物剂量的输送，如容积弧形调强放射治疗（VMAT）或立体定向放射治疗（SBRT），对于不可切除的局部复发或寡转移性疾病可以利用。外放射治疗除了可以缓解局部和症状性转移性肾癌疾病，对预防关键部位（如骨骼或大脑）的转移性疾病进展也有一定疗效。推荐将 SBRT 用于骨转移和脑转移的治疗，但是目前临床证据较弱。根据患者不同的情况要进行多学科会诊评估患者获益及下一步诊疗方案。

14. 化疗对肾癌有效吗

肾癌对化疗敏感度不佳，但可推荐化疗作为转移性非透明细胞癌患者的一线治疗方案。如果肿瘤组织中含有肉瘤样分化成分，在靶向治疗、免疫治疗失败情况下也可选择化疗。

15. 晚期肾癌做基因检测有什么意义

研究显示，基因突变与肾癌的生物学特性密切相关。2016 年 WHO 根据分子、基因组及临床特征将肾癌分为 16 种不同的亚型。除了常见的透明细胞癌、乳头状细胞癌、嫌色细胞癌等，还包括一些新加入的亚型，如琥珀酸脱氢酶（SDH）缺陷性肾细胞癌、管状囊性肾细胞癌、获得性肾囊肿相关性肾细胞癌等。这意味着分子亚型对实现肾癌个体化精准治疗具有重要的意义。通过基因分型，可以帮助临床判断患者肾癌分子病理亚型、选择个性化治疗方案、预测疾病预后及疗效、制订合理有效的随访方案。对于晚期肾癌，目前靶向药物治疗及免疫治疗药物众多，通过基因检测可以帮助患者选择有效的治疗药物，避免耽误患者病情，减少经济损失。同时针对晚期肾癌开展基因检测，为疾病分型积累数据，为以后更多分子靶向药物研究奠定坚实基础。

四、全身系统性治疗

1. 肾癌靶向治疗的药物有哪些

从 2006 年起，美国 NCCN《肾癌临床实践指南》先后推荐了索拉非尼、舒尼替尼、贝伐珠单抗、替西罗莫司、依维莫司、阿昔替尼、培唑帕尼、卡博替尼、纳武单抗、乐伐替尼和厄洛替尼 11 种靶向药物用于转移性肾癌的一线或二线治疗。由于 PD-1 抑制剂纳武单抗现归为新型免疫治疗，故靶向治疗肾癌的药物包括 10 种。这 10 种靶向治疗药物都是针对肿瘤相关信号传导通路来抑制肿瘤血管生成，进而抑制肿瘤生长。按作用靶点分为 4 类：酪氨酸激酶抑制剂（索拉非尼、舒尼替尼、培唑帕尼、阿昔替尼、卡博替尼、乐伐替尼）、针对循环血管内皮生长因子（VEGF）的单克隆抗体（贝伐珠单抗，目前 NCCN 指南一线推荐贝伐珠单抗联合 α 干扰素治疗转移性肾透明细胞癌）、哺乳动物雷帕霉素靶蛋白（mTOR）抑制剂（替西罗莫司、依维莫司）、EGFR 抑制剂（厄洛替尼）。目前，已经在我国上市的靶向治疗肾癌的药物有索拉非尼、舒尼替尼、阿昔替尼、培唑帕尼、依维莫司、贝伐珠单抗和厄洛替尼，前 4 种已经在临床上普及应用。但在我国上市的贝伐珠单抗和厄洛替尼说明书中，其适应证中并未包括晚期肾癌。

2. 哪些肾癌靶向药物被纳入中国医疗保险（医保）目录

2005 年 12 月美国 FDA 正式批准索拉非尼用于治疗晚期肾癌，从此晚期肾癌的全身系统性治疗由细胞因子进入分子靶向药物治疗时代。到目前为止，美国 FDA 批准的可用于治疗晚期肾癌的靶向药物主要有舒尼替尼、索拉非尼、培唑帕尼、替西罗莫司、依维莫司、阿昔替尼等多达 11 种。在中国，截至 2020 年 6 月底，共有 5 种肾癌靶向药物被纳入中国医保目录，分别是舒尼替尼、培唑帕尼、阿昔替尼、依维莫司和索拉非尼。在治疗指南中，舒尼替尼、培唑帕尼被推荐为晚期肾癌一线治疗，阿昔替尼及依维莫司被推荐为二线治疗，这些靶向药物均已被纳入医保范畴。

3. 肾癌靶向药物与化疗、细胞因子治疗相比有什么优势

化疗大多对肾癌没有效果且副作用大。这是因为肾脏本身是排毒器官，有很强的排泄能力，会把化疗药物从细胞中泵出，同时肾癌细胞有多药耐药基因——这个基因使所有化疗药物几乎对肾癌没有效果。目前仅有肾细胞癌合并肉瘤样变及肾集合管癌时推荐使用化疗，方案多为吉西他滨联合顺铂或者吉西他滨联合多柔比星、顺铂等。细胞因子治疗方面，α干扰素治疗肾癌患者的反应率为16%～26%，完全反应率<2%；IL-2反应率也只为15%～20%，完全反应率为7%～9%。鉴于其反应率低，且副作用大，坚持使用1年以上患者不足20%，因此不再是晚期肾癌治疗的主流。靶向药物是目前晚期肾癌患者主要的治疗药物，其优势在于：

（1）治疗靶点明确，绝大部分肾癌患者存在 *VHL* 基因缺失、HIF通路激活等特点，导致它是最富有血管生成的恶性肿瘤之一，针对这个特点，使得抑制血管生成成为肾透明细胞癌靶向药物治疗的重要策略。

（2）疗效显著，反应率达30%，明显延长患者的生存期。

（3）靶向药物治疗尽管也有副作用，但比化疗、放疗等副作用相对小，患者可耐受程度更好。且其副作用与传统的化疗药不太一样。

总体来讲，各类靶向药物的不良反应几乎是一样的。这些不良反应都是因为药物抑制正常组织，特别是代谢快的组织的血管生成，主要影响血液系统、心血管系统、皮肤黏膜等，表现为白细胞计数减少、血小板计数减少、高血压、手足综合征、口腔溃疡等。相对来讲，这些不良反应给患者日常生活带来的明显不适较轻，对生命的威胁不大；只要及时处理大多可以解决，因此中途放弃治疗的患者不是太多。

4. 靶向药物如何服用

肾癌患者应根据肿瘤分类、肿瘤分期及转移部位等，按指南推荐选择合理的一线、二线靶向治疗药物。有条件的患者可根据基因检测结果选择特定的药物，并且按照药物说明书或者医师医嘱规定的剂量、服用方法及服用周期服药，由于靶向治疗药物的不良反应与其抑制组织血管生成相关，因此这些不良反应既可作为靶向药物临床疗效的预测指标，也可作为治疗过程中调整用药剂量和用药时间的参照物。靶向药物剂量调整包括剂量减少和剂量中断。剂量减少具体为：当毒性反应为1、2级时应维持原剂量水平；当毒性反应为3级时应停药至毒性反应≤1级（非血液学毒性）或2级（血液学毒性）后，开始原剂量水平治疗；若再次出现3级反应，则下调1个剂量水平；当毒性反应为4级时应停药至毒性反应≤1级（非血液学毒性）或2级（血液学毒性）后，下调1个剂量水平开始治疗。剂量中断主要为将舒尼替尼4/2方案（用药4周，停药2周）改为2/1方案（用药2周，停药1周）等。

5. 肾癌靶向治疗药物有哪些不良反应

在接受肾癌靶向治疗前，患者应了解使用靶向药物的目的，同时了解靶向药物的常见不良反应，并明白这些不良反应可作为疗效评价的一部分，从而在治疗前获得足够的信心及做好出现不良反应的心理准备，进一步对潜在的治疗相关不良反应进行积极的管理。在接受靶向治疗过程中，首先应预防已知不良反应的发生，如预防口腔黏膜炎及溃疡，做到饭前饭后漱口，保持口腔卫生等；预防腹泻、厌食等，饮食上应以易消化高蛋白低脂饮食为主等。对于手足综合征患者应尽早处理症状，症状初现时就使用含 10% 尿素成分的油脂软膏或乳液；若发生过角化，则应使用含 35%～40% 尿素成分的软膏；当症状明显时除局部用药及调整靶向药物剂量外，必要时可给予抗生素或者抗真菌类药物；对于伴有疼痛的患者，可口服镇痛药，如布洛芬、对乙酰氨基酚。

在治疗中，高血压是常见的不良反应，因此应常规监测血压并根据血压变化调整用药剂量等，治疗期间若收缩压 > 200mmHg 或舒张压 > 110mmHg 时应立即停药；对于治疗前有高血压病史患者应选用 ACEI/ ARB 类降压药，而避免应用 CYP3A4 代谢通路的钙通道阻滞剂，以免与靶向药物产生药物间相互作用。

血液学毒性也是常见的不良反应，表现有中性粒细胞数减少、血小板计数减少、贫血等。因此在治疗过程中，至少每周期应查 1 次血常规及肝肾功能，争取早期发现、早期干预。对中性粒细胞数减少患者应监测体温，排除感染可能，若白细胞计数减少 2 度及以上者可给予升白细胞药物皮下注射，每天 1 次，直至白细胞计数升至正常水平；3～4 度中性粒细胞数减少伴发热或感染应停药，直至中性粒细胞数减少恢复至 1 度以下或基线水平，随后减少剂量后重新开始治疗。对血小板计数减少患者，常规进行升血小板治疗；如出现 3 度血小板计数减少，应停药至血小板计数减少恢复至 1 度以下或基线水平；如再次出现 3 度血小板计数减少，用药剂量减少 1 级。对于贫血患者，当患者出现头晕目眩、气短或其他贫血症状时应予以重视；在排除甲状腺功能降低可能后给予维生素 B_{12} 和铁剂的对症治疗；3 度贫血者应暂停用药，直至恢复至 2 度以下或基线水平，然后以同样剂量水平重新开始治疗；如再次出现 3 度贫血，用药剂量减少 1 级。

（1）舒尼替尼：腹泻、疲劳、恶心、口腔炎、呕吐、高血压、手足综合征、黏膜炎症、皮疹、虚弱无力、白细胞计数减少、中性粒细胞数减少、贫血、肾功能不全、血小板减少症、淋巴细胞数减少、肝损伤、脂肪酶升高等不良反应。

严重不良反应（3～4 级）：高血压、疲劳、腹泻、手足综合征、中性粒细胞数减少、脂肪酶升高、淋巴细胞数减少等。

（2）培唑帕尼：腹泻、高血压、头发颜色改变、恶心、厌食、呕吐、疲劳、虚弱、腹痛和头痛等（NCCN）不良反应。3 级及以上的不良反应主要是肝毒性，表现为丙氨酸转氨酶和天冬氨酸转氨酶指标升高，因此治疗前和用药期间需定期评估肝功能。

（3）阿昔替尼：腹泻、高血压、体重减轻、食欲缺乏、呼吸困难、甲状腺功能减退、上腹痛等不良反应。

（4）索拉非尼：常见不良反应主要为手足综合征、皮疹、脱发和皮肤红斑等。

（5）乐伐替尼：腹泻、食欲缺乏、疲劳、恶心、体重下降等不良反应，严重不良反应发生率相对较高，达 70%以上，主要表现为蛋白尿、高血压、腹泻、疲劳和恶心等。

（6）卡博替尼：疲劳、高血压、腹泻、肝功能异常、厌食、掌跖感觉丧失性红斑和味觉障碍等不良反应。卡博替尼的3～4级不良反应发生率较高，达67%（与舒尼替尼相当），主要包括腹泻、疲劳、高血压、掌跖感觉丧失性红斑及血液毒性等（NCCN）。

（7）依维莫司和替西罗莫司：依维莫司最常见的不良反应包括口腔炎、皮疹、疲劳或虚弱、腹泻和间质性肺炎等，严重不良反应发生率较低。而替西罗莫司最常见的不良反应为虚弱、皮疹、贫血、恶心、呼吸困难、腹泻、外周性水肿、高脂血症、高血糖等，严重不良反应发生率也相对较低。

6. 如何预防靶向药物的不良反应

靶向药物不良反应的特点：普遍存在、涉及多个器官系统、不同药物存在的不良反应谱（不良反应类型、频次及严重程度等）不同、部分不良反应能预测疗效。另外，不良反应多数在早期出现，不随治疗而加重，并且多数为轻度，可以通过常规的手段得到有效控制；少部分不良反应是不可耐受的，需要用药减量、停药或其他干预措施最大限度地控制不良反应。

针对常见的不良反应，可以通过预防措施避免或降低其对患者带来的不良影响。例如，针对手足综合征和皮肤毒性，治疗前进行全身皮肤检查，尤其是手足受力面皮肤。若发现皮肤硬结或过度角质化，应及时处理；治疗期间，患者尽量避免负重，不佩戴戒指和耳环、不穿高跟鞋和皮质硬的鞋；手足皮肤尽量避免接触过热的水及暴晒；避免剧烈运动；保持手足皮肤的清洁卫生；皮肤可使用保湿/去角质软膏（20%～40%尿素软膏、6%水杨酸软膏、芦荟软膏/凝胶、马油等）。对于口腔的不良反应，可采取一定的预防措施，如避免刺激性食物或饮料，保持口腔清洁、盐水漱口等。注意防晒，如外出涂防晒霜、打遮阳伞或戴遮阳帽。服药期间，注意不要食用与药物相互作用的食物，如葡萄、柚子或者含葡萄、柚子较多的食物。注意不服用中药，尤其不要服用含有连翘（如维C银翘片）的中药等。

7. 靶向药物的不良反应如何处理

用药期间若出现手足综合征和皮肤毒性，可以使用尿素软膏和马油，或氯倍他索软膏。皮肤角质增生者可用积雪苷霜软膏和尿素软膏，轻者可两药联合夜间湿敷包裹，重者可夜间包裹、白天涂抹。皮肤疼痛的患者可采用复方利多卡因乳膏夜间包裹缓解疼痛。皮肤溃疡者在做好局部清洁的同时，可采用康复新液用于溃疡表面进行治疗，严重者亦可加用重组人成纤维细胞生长因子或胰岛素促进溃疡愈合。

高血压的处理策略主要是积极监测、血压目标控制管理，以及药物干预。建议在用药前测血压，即基线血压，有高血压病史者密切监测血压变化，用药期间亦需要常规监测血压，建议患者在家中监测。用药期间血压应控制在140/90mmHg以下，65岁或以上老年患者收缩压控制在150mmHg以内即可，若收缩压> 200mmHg或舒张压> 110mmHg时立即停药。

出现胃肠道反应，如腹泻、恶心和呕吐等，应少食多餐，保证足够量的液体摄入，清淡饮食，忌食辛辣刺激性食物，避免使用泻药和高渗性食物添加剂。轻度症状可不减量或停药，腹泻者同时可用洛哌丁胺、地芬诺酯等药物，止吐可使用甲氧氯普胺或阿立必利等药物。严重症状者需与主管医师联系调整剂量或酌情停药，并进行相应处理。

疲劳是靶向药物治疗期间十分常见的不良反应，患者应每日记录疲劳状况，有利于监测严重疲劳的出现，且一旦出现应及时就医。严重疲劳的情况主要表现为休息无法缓解，日常生活不能自理，这种情况下需要治疗干预或剂量调整，建议及时就医并与主管医师联系。

血液毒性中常见的是中性粒细胞数减少、血小板计数减少和贫血，用药前和用药期间应积极监测血常规变化，注意有无感染症状，预防感染。中性粒细胞数减少者可给予升白细胞药物治疗，血小板计数减少者也可采取常规升血小板治疗，当出现头晕、视物模糊、气促或其他贫血症状时应予以重视，及时就医，必要时可予以维生素 B_{12} 和铁剂。

口腔不良反应主要为口腔炎、黏膜炎、黏膜过敏、口腔溃疡、唇炎和味觉改变等，严重程度与口腔护理相关，因此应采取一定的预防措施，如前所述。当症状明显时应早期干预，如使用漱口水、口腔黏膜保护剂（右旋泛醇）、镇痛药等。

有感染情况则根据感染原因进行局部抗感染治疗。毛发脱色一般在停药后2～3周即可恢复，皮肤黄染一般为一过性和可逆性，一般不需要特殊治疗和剂量调整。

8. 靶向药物治疗的哪些不良反应一定要去医院处理

大多数不良反应可通过上述处理得到控制和缓解，若缓解不佳或持续加重，可到医院进行进一步处理。若出现以下情况一定要到医院进行处理：

（1）高血压控制不理想，持续升高（平时需要监测血压变化）。

（2）严重的血液毒性（平时需要观察有无感染或发热、头晕和视物模糊等情况）。

（3）严重腹泻（平时需要注意有无口渴、皮肤黏膜弹性变差等脱水症状）。

（4）心脏毒性：平时复查时应注意有无左心室射血分数低于50%或比基线下降20%，并观察有无气促、乏力、心悸、下肢水肿等充血性心力衰竭症状。

9. 哪些不良反应必须考虑停药

靶向药物治疗期间，当出现严重不良反应时应考虑停药，如手足综合征和皮肤毒性导致患者无法工作且影响日常活动；3 级及以上皮疹（发生率<1%）应停药至少 7 天，并给予泼尼松对症治疗；治疗期间若收缩压＞200mmHg 或舒张压＞110mmHg 时应立即停药；如果患者虽未出现充血性心力衰竭的症状但伴有左心室射血分数低于 50%或比基线下降 20%，则需中断或减量治疗；如果出现充血性心力衰竭的症状应终止治疗；重度乏力且明显妨碍日常活动者应减量或停药。营养不良、脱水或静脉营养补液时间≥24 小时；24 小时内呕吐≥6 次；大便次数较基线增加≥7 次/天，大便失禁，需要住院治疗，造瘘口排出物重度增加，影响个人日常生活等。

多数靶向药物治疗引起的不良反应可以通过降低剂量以减轻不良反应程度的同时维持抗肿瘤治疗效果，以舒尼替尼为例，通过降低用药剂量或更换个性化用药方案，可显著降低患者不良反应的发生频率及程度，同时治疗效果亦可得到保证。因此，当出现严重不良反应时，应积极配合主治医师进行必要的药物剂量和方案调整，以最大限度降低毒副作用并维持足够的抗肿瘤药物浓度。

10. 因不良反应停药，后续如何治疗

因靶向药物不良反应大而停药的患者，在给予对症支持治疗后恢复的情况下，可尝试低剂量恢复用药，或根据主治医师建议更换其他不良反应较小的药物继续抗肿瘤治疗。

11. 为什么接受靶向药物治疗的肾癌患者需定期来医院随访

靶向药物除了药物不良反应以外，部分患者会出现疾病进展。所以需要定期随访，了解药物的不良反应及患者原有病灶是否增大、是否有新发病灶等。如果出现以上情况，需要更加密切地随访甚至随时就诊，如严重的不良反应等。每次随访的内容包括病史询问、查体、实验室检验和影像学检查等。此外，针对晚期肾癌患者在治疗前和治疗期间开展药物治疗相关的患者宣教显得极为重要。通过面对面交流、电话/新媒体随访、疾病知识宣传、患者教育等方式，使患者充分了解拟用治疗药物的疗效和安全性知识，从而坚定患者在药物治疗期间密切随访，配合处理不良反应，调整与疾病抗争的积极心态，实现疗效最大化。目前《中国肾细胞癌诊疗指南》建议系统治疗前对所有病灶行影像学检查，以后每 6～12 周复查评价疗效。其他部位的检查频次也一样。至于药物的不良反应的管理可以穿插其中，根据严重程度再酌情增减频次。

12. 靶向药物治疗需要定期复查哪些指标

在使用靶向药物治疗时，需要定期复查的指标包括实验室检验和影像学检查。定期复查血常规，评估患者是否有骨髓抑制及程度；复查生化，其中的血肌酐、尿

素氮及氨基转移酶可以帮助了解肾功能和肝功能，还可以同时了解血脂和血糖；部分患者会出现甲状腺功能减退，甲状腺功能检查能帮助了解患者的甲状腺功能。影像学检查用于检查病灶的大小及是否有新发病灶，胸部和腹部最常用的是 CT 检查，检查脑部是否有转移，选择 CT 或 MRI 检查；此外，通过骨扫描评估是否发生骨转移。PET/CT 结合了 CT 和细胞代谢显像，所以适合于全身转移病灶的评估，且有助于鉴别良、恶性。不过有价格偏高、中小医院缺乏这样的设备等缺点。另外，服用靶向药物后发生高血压很常见，血压也是每次随访检测的重要指标。

13. 肾癌靶向药物（TKI）有哪些优劣势

在肾癌的靶向药物治疗中，目前国内外治疗均推荐舒尼替尼、培唑帕尼用于晚期肾癌的一线治疗，而阿西替尼、依维莫司作为晚期肾癌的二线治疗。部分国外指南最近已经将索那非尼列为二线治疗。舒尼替尼是晚期肾癌一线治疗药物里面较早进入我国的 TKI 药物。舒尼替尼用于晚期肾癌疗效确切，研究显示，相对安慰剂治疗，舒尼替尼能显著延长患者的无进展生存时间和总生存时间，而且药物相关不良反应可控。培唑帕尼作为晚期肾癌一线治疗药物进入我国的时间相对较晚。同样，培唑帕尼用于晚期肾癌疗效确切，研究显示，相对安慰剂治疗，培唑帕尼能显著延长患者的无进展生存时间和总生存时间；和舒尼替尼相比，其治疗的无进展生存时间和总生存时间没有明显差距。而且其缩瘤效果较好，所以还可用于术前靶向药物治疗。其药物相关不良反应更轻，价格相对便宜。索拉非尼是用于治疗转移性肾癌的最早进入我国的靶向药物，相比安慰剂，能显著延长患者的无进展生存时间和总生存时间；但和舒尼替尼相比，虽然总生存时间改善没有明显差异，但无进展生存时间改善方面不及后者；药物相关不良反应轻，价格相对便宜是其优点。目前部分国外指南建议其作为转移性肾癌治疗的二线 TKI 药物。阿昔替尼用于我国治疗转移性肾癌的时间晚于舒尼替尼，但早于培唑帕尼。国内外治疗或共识推荐其作为转移性肾癌治疗的二线 TKI 药物。和安慰剂相比，其显著延长患者无进展生存时间和总生存时间；同时，相对索拉非尼可显著延长转移性肾癌患者无进展生存时间（中位无疾病进展生存期）（6.7 个月 vs 4.7 个月，$P<0.0001$）。由于其药物半衰期短，因此很适合术前新辅助靶向治疗。最新的研究显示，阿西替尼联合免疫检查点抑制剂用于 IMDC 风险评分中高危的患者，其疗效优于单用舒尼替尼。药物相关不良反应相对轻，最常见III、IV级不良反应为高血压、手足皮肤反应、血小板计数减少、中性粒细胞数减少。依维莫司不同于前面的 TKI 靶向药物，是 mTOR 抑制剂。目前关于一线 TKI 治疗失败后到底是采用另外的 TKI 药物还是 mTOR 抑制剂存在争议。从目前国外的研究来看，依维莫司作为 TKI 或细胞因子治疗失败后的二线治疗，其无进展生存时间达到 7.8 个月，阿西替尼达 6.7 个月，而索那非尼为 4.7 个月。RECORD-3 研究显示，PTEN 蛋白缺失/ *PBRM1* 基因突变从依维莫司治疗中获

益更明显。依维莫司的不良反应相对较轻，和 TKI 不同的是可以导致高脂血症、高血糖及非感染性肺炎。

14. 哪些患者可接受靶向药物治疗

对于仅进行局部区域治疗确定无法控制病情的患者，可以采用靶向药物治疗进行全身性治疗。对于手术可以控制的肾癌，不需使用靶向药物治疗。对于体质极其虚弱及使用靶向药物治疗后出现严重不良反应的患者，也应慎重使用靶向药物治疗。

15. 靶向药物治疗疗效的判定标准有哪些

肾癌属于实体瘤，目前医师常采用的疗效评价标准是 WHO 推荐的 Recist1.1 版临床标准，该标准以病灶在治疗前后的最大直径来代替以往的两径乘积法来确定肿瘤的具体情况。若目标病灶完全消失，称为完全缓解；若肿瘤最大直径总和缩小≥30%，称为部分缓解；若肿瘤最大直径总和增加＞20%或出现新病灶，称为疾病进展；处于部分缓解和疾病进展之间，则称为疾病稳定。此外，还需要结合患者自身状态和治疗后出现的不良反应等来判定疗效。目前尚没有肿瘤标志物指标可以预测靶向药物治疗的效果，不过基因监测结果可以提供一些数据，帮助选择更适合的靶向药物。

16. 靶向药物治疗后疾病进展应如何调整治疗方案

靶向药物治疗期间肿瘤控制不佳时，应结合患者具体病情综合考虑下一步治疗方案，必要时结合基因检测、PD-L1、CD8 等标记为患者提供个性化方案。常见的可选方案如下：①更换靶向药物或其他抗肿瘤治疗药物，如免疫检查点抑制剂等；②部分患者可通过再给药-增量的方式达到额外的生存获益，如舒尼替尼等。另外，阿昔替尼亦可通过剂量滴定的方式继续从治疗中获益。

17. 靶向药物治疗失败后可更换其他靶向药物吗

研究证据提示，在初始靶向药物治疗失败后，更换其他靶向药物的患者仍可从后线治疗中获益。例如，在舒尼替尼初始治疗进展后，仍可选择阿昔替尼或索拉非尼继续治疗，亦可选择其他类型的靶向药物，如依维莫司和替西罗莫司。其他靶向药物治疗失败后可选的药物还有卡博替尼，免疫检查点抑制剂单药或联合，乐伐替尼联合依维莫司、培唑帕尼、舒尼替尼、索拉非尼等。

18. 一线 TKI 药物治疗肾癌失败后如何继续治疗

在 512 例既往使用舒尼替尼发生疾病进展的患者中，发现替西罗莫司（mTOR 药物）的有效性不及索拉非尼（TKI 药物），使用替西罗莫司的患者总生存期更短。另外有 2 项大型随机试验证实，对于既往接受过治疗的患者，依维莫司（mTOR 药物）的作用明显不如卡博替尼（TKI 药物），也不如尼沃单抗。但也有研究（如全球 RECORD-1 研究、中国 L2101 研究）表明，使用一线 TKI 药物疾病进展后使用依维莫司等 mTOR 药物可获得更高的安全性及更好的生活质量，并且 mTOR 药物能通过"重置"肿瘤微环境使 TKI 复敏。因此，对于一线 TKI 药物治疗失败的肾癌患者，继续应用 TKI 药物或 mTOR 药物尚无定论，未来仍需要进一步的多中心、大规模的临床试验来验证。

19. 常见的 mTOR 药物有哪些

目前应用的以 mTOR 为靶点的药物主要为替西罗莫司和依维莫司。mTOR 是一种非典型的丝氨酸/苏氨酸蛋白激酶，可以调节核糖体合成、蛋白质翻译和细胞生长等生物过程，在肿瘤生长中发挥了重要作用。mTOR 通过调节包括 HIF-1、VEGF 在内的多种下游靶蛋白来影响细胞生长及血管形成。mTOR 药物特异地作用于 mTORC1，阻滞细胞周期，引发细胞凋亡，并抑制 mTORC2 的激活，下调 VEGF 等多种生长因子，并且可以防止 VEGF 受体逃逸，通过多个途径发挥作用。

20. 低、中、高危的晚期转移性肾癌患者如何选择靶向药物

对于低危和中危患者，建议使用培唑帕尼或舒尼替尼，一项随机试验研究表明，两种药物有效性相近，但培唑帕尼引起的毒性更小。对于 TKI 治疗不理想的患者，可以给予二线靶向药物如索拉非尼、阿昔替尼或依维莫司。对于高危患者，建议使用舒尼替尼，RECORD-3 试验表明此类患者使用舒尼替尼的效果优于 mTOR 药物。

21. 肾癌手术前可以使用 TKI 药物吗

适合接受手术的肾癌患者，手术切除可能是治愈性的，术前不必使用 TKI 药物。目前有的医疗中心针对局部进展性肾癌或转移性肾癌在进行根治性或减瘤性肾切除术前应用 TKI 药物，其获益为肿瘤原发灶缩小或降期，创造手术机会，降低手术风险，减少并发症，以达到临床治愈的目的，减少术后复发，但循证医学的证据支持有待进一步累积。

22. 肾癌的免疫治疗可用药物有哪些

在靶向药物出现之前，以 IL-2 和 IFN-α 为代表的细胞因子经常用于晚期肾癌的治疗。但由于其疗效较差且不良反应严重，现已较少应用。目前应用较多的肾癌免疫治疗药物主要为免疫检查点抑制剂，包括针对 CTLA-4 信号通路的 CTLA-4 抗体伊匹单抗，针对 PD-1/PD-L1 信号通路的 PD-1 抗体（纳武单抗、帕博利珠单抗）和 PD-L1 抗体（阿维单抗、阿替利珠单抗）等。

截至 2020 年 6 月底，只有信迪利单抗被纳入我国医保目录，但仅批准适用于至少经过二线系统化疗的复发或难治性经典型霍奇金淋巴瘤的治疗。目前尚无肾癌免疫治疗药物被纳入我国医保目录。

23. 哪些肾癌患者不能接受免疫治疗

长期使用免疫抑制剂的患者，同时患有 T 细胞淋巴瘤、严重自身免疫系统疾病或有不可控制严重感染的患者，妊娠或者哺乳期妇女，既往接受免疫治疗出现过 4 度以上不良反应的患者，器官功能严重衰竭的患者，不适合接受免疫治疗。

24. 肾癌免疫治疗药物有哪些优劣势

（1）一线治疗：纳武单抗单药治疗晚期肾癌效果有限，但联合伊匹单抗治疗晚期中高危肾癌患者中位无进展生存时间可达 11.6 个月，客观有效率约为 42%，显著优于舒尼替尼，开启了晚期中高危肾癌一线免疫治疗的时代。但纳武单抗联合伊匹单抗的 3 级以上不良反应发生率（46%）显著高于纳武单抗单药的使用（19%）。帕博利珠单抗单药治疗中高危肾透明细胞癌客观缓解率约为 39.7%。帕博利珠单抗联合阿昔替尼治疗晚期肾癌患者中位无进展生存时间为 15.1 个月，客观有效率为 59.3%，显著优于舒尼替尼。美国 FDA 已于 2019 年 4 月批准帕博利珠单抗联合阿昔替尼用于晚期肾癌的一线治疗。阿维鲁单抗联合阿昔替尼治疗 PD-L1 阳性晚期肾癌患者中位无进展生存时间为 13.8 个月，客观有效率为 55.2%，显著优于舒尼替尼。美国 FDA 已于 2019 年 5 月批准阿维鲁单抗联合阿昔替尼用于 PD-L1 阳性晚期肾癌患者的一线治疗。但是阿维鲁单抗对于 PD-L1 阴性患者效果有限。

（2）二线治疗：纳武单抗是首个被批准用于晚期肾癌治疗的免疫药物，对晚期肾癌从靶向药物治疗重新进入免疫治疗时代具有里程碑意义。美国 FDA 于 2015 年 11 月批准纳武单抗用于晚期肾癌的二线治疗。

25. 免疫治疗药物的治疗时间需要持续多久

对于身体状况可以耐受、经济情况良好的晚期肾癌患者，建议持续治疗 2 年，或者达到完全缓解后持续治疗 6 个月。对于身体状况无法承受 2 年治疗、经济情况困难的晚期肾癌患者，可以适当缩短持续治疗时间或者降低用药频率。

26. 如何选择免疫治疗或靶向药物治疗

根据临床分期，Ⅳ期（T4 或 M1）患者首先考虑是否可以选择减瘤手术治疗，后续考虑加用免疫治疗或靶向药物治疗。具体选用方法根据 IMDC 或 MSKCC 标准对晚期肾癌患者进行危险分层。美国 NCCN 指南推荐低危患者使用阿昔替尼联用帕博利珠单抗、培唑帕尼或舒尼替尼，中高危患者使用纳武单抗联合伊匹单抗或阿昔替尼联用帕博利珠单抗或卡博替尼。

27. 生物免疫治疗有哪些不良反应

免疫治疗引起免疫系统失衡导致的自身免疫表现称为免疫相关不良事件（immune related adverse event，irAE）。常见的免疫相关不良事件包括疲劳、瘙痒、腹泻、皮疹、肝功能损害、乏力、头痛、关节痛和肺炎等。常见发生部位：皮肤（34%）、胃肠道（13.4%）、内分泌系统（7.8%）、肝脏（4.2%）、肺（1.9%）和肾脏（1.4%）。

28. 如何预防生物免疫治疗出现的不良反应

（1）了解免疫相关不良反应谱，包括内分泌系统、神经肌肉系统，以及心、肺、肝脏、眼、胃肠、肾及皮肤等器官的常见不良反应。

（2）识别免疫相关不良反应的高危人群：合并自身免疫疾病、器官移植或血液干细胞移植术后、慢性病毒感染、长期免疫抑制治疗、器官功能不全及高龄人群，这类人群容易发生免疫相关不良反应，需慎重对待。

（3）做好基线检查：了解患者一般情况（体格检查、现病史、家族史、吸烟史、妊娠状况、既往抗肿瘤治疗和排便习惯等）、影像学检查、血液学检查、皮肤黏膜检查，以及甲状腺、肾上腺、脑垂体、肺部、心血管等相关检查。在开始免疫治疗前，必须评估患者发生免疫相关不良事件的易感性，并开展相关教育。

29. 生物免疫治疗不良反应如何处理

当患者在免疫治疗过程中发生不良反应，首先需要识别哪些器官发生了不良反应，然后进行毒性分级，针对患者的体能，根据患者护理级别进行个体化的治疗。目前大部分免疫相关不良反应都可以通过应用糖皮质激素和（或）其他免疫抑制剂，同时暂停免疫药物得以控制并获得逆转。具体的糖皮质激素和免疫抑制剂的用法用量及免疫药物停药的时间需要在专科医师的指导下完成。

30. 生物免疫治疗出现哪些不良反应必须去医院处理

在致死性免疫相关不良反应中，虽然结直肠炎的发生概率最高，但是心肌炎表现出最高的死亡风险，131例中有52例（39.7%）死亡。而且有规律的是，大多数严重的不良反应患者仅在使用了一次或两次免疫检查点抑制剂后即会发病，最快仅5天，其中76%的患者都在服药后6周内发病，所以治疗的早期需要严遵医嘱。

（1）免疫性肠炎：主要表现为腹泻或排便次数明显多于平常，24小时多于4次；便血和腹部严重疼痛或压痛。严重的可能导致肠道炎症甚至穿孔。

（2）免疫性肝炎：出现食欲缺乏，皮肤或眼睛变黄，严重恶心或呕吐，右腹疼痛，嗜睡，尿黄，皮肤容易出血或淤血，常有腹部不适。

（3）免疫性肺炎：新发或恶化的咳嗽，胸痛，气短。胸部X线片或者CT发现肺部间质性病灶，同时出现血氧饱和度下降等情况。

（4）免疫性心肌炎：表现为乏力、恶心、胸闷、胸痛、呼吸困难、心律失常，继发心力衰竭是最严重、最危险的并发症，常危及生命。

（5）还有两种情况需格外注意

1）对于用药后早于预期出现不良反应的患者，应该高度重视。临床观察发现，致死性不良反应通常在治疗开始早期即发生，并且发生时间很短。用药 3～4 个月后没有异常的患者相对安全。

2）有些患者需要联合使用 2 种甚至以上免疫治疗药物控制病情，联合用药的一般和致死性不良反应发生率也会明显增加。相比于单药治疗，免疫联合治疗的致死性不良反应开始时间更早，也更易出现暴发性进展，医师需要更加关注该类患者。

31. 生物免疫治疗时需定期复查哪些指标

免疫治疗既拥有良好的临床疗效，又存在繁多的不良反应，因此临床治疗必须根据肿瘤的特点定期复查。复查指标包括一般检查、影像学检查及一些特殊的肿瘤生物标志物检查。以肾癌为例，在治疗过程当中，需要监测的项目如下：一般体格检查项目，包括体重、血压、心率等，医师还要查看患者皮肤、黏膜有无异常；考虑有视觉异常时还需要进行眼底及神经系统的检查；血常规、尿常规、粪常规及隐血试验；肝肾功能、血糖、电解质等，心肌酶谱，甲状腺功能；肿瘤标志物检查或者一些特定循环肿瘤细胞，免疫功能筛查；心电图；胸部 X 线片或胸部 CT；必要时辅以 B 超或者 CT、MRI 检查，特殊情况还需要用到 PET/CT、MRI 等检查手段。

32. 哪些指标可预测免疫治疗的效果

免疫检查点抑制剂应用于临床的时间尚短，目前还没有预测疗效的"金标准"。近几年医学专家对该领域表现出极高的热情，现已找到一些相关生物标志物用于筛选免疫治疗的获益人群，其中研究较为深入的指标包括 PD-L1 表达情况、微卫星不稳定性及肿瘤突变负荷。①PD-L1 表达：PD-1 与 PD-L1 如同一对"情侣"，其中 PD-1 位于免疫细胞的表面，而 PD-L1 则位于肿瘤细胞的表面。二者一旦结合，免疫细胞将不再对肿瘤细胞进行攻击。科学家们制造出能分别与 PD-1 和 PD-L1 结合的抗体（即 PD-1 抑制剂和 PD-L1 抑制剂），使得二者失去联系，从而免疫细胞就可以顺利地发现并杀灭肿瘤细胞。既往的研究表明，如果肿瘤组织中 PD-L1 的表达率＞50%，PD-1 抑制剂可作为治疗肿瘤的首选方法，而如果 PD-L1 的表达率＞1%，免疫检查点抑制剂可以使一线治疗失败的患者获益。但是近年来也有研究表明，PD-L1 表达阴性的患者也可以从免疫治疗中获益，因此还需要更深入的研究来揭开 PD-L1 表达背后的真相。②微卫星的不稳定性（MSI）：是指在自身 DNA 复制过程中一段简单重复核苷酸序列（微卫星）发生错误，其与肿瘤的发生密切相关。研究表明，如果肿瘤组织处于高度微卫星不稳定性（MSI-H），使用 PD-1 抑制剂的有效率高于低度微卫星不稳定性（MSI-L）和微卫星稳定（MSS）。因此，MSI-H 也是预测 PD-1 抑制剂的一个重要标志物。③肿瘤突变负荷（TMB）：可以在一定程度上反映肿瘤中有多少基因发生了突变。如果突变的基因多，那么产生的异常蛋白质就会相应增多，这些异常蛋白质作为抗原激活免疫系统的可能性就高，从免疫治疗中获益的概率就大。因此，TMB 也是预测 PD-1 抑制剂的一个重要的生物标志物。以上介绍的是目前使用最为广泛、研究较为深入的几种标志物，除此之外，临床医师在临床及前期研究中发现还有一些标志物与免疫治疗的疗效相关，具体如下：*TP53*、*k-ras* 表达较高者，PD-L1 的表达通常较高，这部分人群预测能够从免疫治疗中获益；*EGFR* 或 *STK-11* 突变的人群，PD-L1 表达通常较低，从免疫治疗中获益的概率较小；*b-raf* 突变或 *C-MET* 扩增通常也与 PD-L1 的表达相关，这类患者一般可从免疫治疗中获益；对于 PD-L1 阴性、TMB 阳性的患者，在 *STK-11* 突变的情况下不能从免疫治疗中获益；一些特殊情况下，PD-L1 阴性，但是 *TP53*、*k-ras* 突变的患者，通常免疫治疗也会有效。应该说，目前对于免疫治疗相关生物标志物阳性的判定标准还处于研究阶段，尚无统一标准，但随着免疫治疗相关研究的进一步深入，人们一定还可以发现更多的临床指标以帮助将免疫治疗药物用得更精准，取得更高的疗效。

33. PD-L1 阴性的晚期肾癌患者是否能从免疫治疗中获益

目前主流理论认为，部分肿瘤细胞通过高表达 PD-L1 蛋白来结合免疫细胞上的 PD-1 蛋白，从而逃避免疫细胞的攻击。PD-1 抑制剂的作用正是阻断 PD-L1 和 PD-1 的结合，从而激活免疫细胞，尤其是 T 细胞，完成对肿瘤细胞的攻击。顺着这种理论，肿瘤表达 PD-L1 越多，或许 PD-1 免疫药物的效果就会越好。在一些临床试验如针对黑色素瘤的试验里，确实有这种趋势。整体而言，PD-L1 表达高的患者，响应免疫疗法的概率更高。但以上指的是一个群体，具体落实到个人，情况就很复杂了。PD-L1 作为临床生物标志物依然受到很大争议，主要就是因为它无法准确预测个体疗效。很多临床试验中某些 PD-L1 阴性的患者响应免疫疗法，而某些 PD-L1 强阳性的患者却没有效果。对待 PD-L1 这个"免疫生物标志物"的态度尚未达成共识，通常需要结合其他的情况来考虑治疗的个体方案。

34. 低危晚期肾癌患者一定需要免疫治疗吗

过去十年是晚期肾癌的靶向药物治疗时代，我国靶向药物均已进入医保，从目前的临床资料来看，对于低危晚期肾癌患者，通常靶向药物治疗就可以取得很好的治疗效果。对于低危人群，PD-1 单抗与 CTLA-4 单抗这种免疫药物的联合使用没有明显优势，但免疫与靶向药物的联合使用相对于单独靶向治疗还是存在优势的。实际情况下低危人群无论是单独靶向药物还是免疫与靶向联合治疗，需要权衡更多的因素，包括经济成本、不良反应等。免疫治疗的效果越来越鼓舞人心，意味着单独靶向治疗不再是一家独大，也有研究发现靶向药物治疗或者免疫治疗可以使一些潜在复发风险较高的高危患者长期生存受益。但低危肾癌是否一定需要免疫治疗，尚有待临床数据的进一步验证。

35. TKI 类药物、免疫肿瘤类药物、化疗药物有哪些优势

肾癌进入晚期以后，手术治疗已经无法根治，通常需要选择合适的全身性治疗方式进行干预。目前的研究发现，传统的化疗、放疗、细胞因子治疗等措施，均没有在晚期肾癌患者中取得满意的疗效。而与传统化疗药物相比，TKI 和免疫肿瘤（immuno-oncology，IO）类药物疗效较为确切，以基因检测结果为基础，避免盲目用药，有效率大大提高，同时药物不良反应较少。

其实早在免疫治疗和分子靶向药物治疗之前就已经有相当多的研究显示，化疗和孕激素类药物对进展性肾细胞癌的作用非常有限。常用于化疗的吉西他滨/顺铂这两类药物已很少用于治疗最常见的肾透明细胞癌患者。化疗对其他很多肾非透明细胞癌也是基本无效的。但是也有一些特例，如肾集合管癌似乎对细胞毒性化疗有反应。吉西他滨联合顺铂治疗观察到肿瘤缓解。而 VEGF 抑制剂（贝伐珠单抗）联合铂类为基础的化疗也会改善肾集合管癌患者的中位生存时间。又如肿瘤有肉瘤样特征的患者，化疗联合分子靶向药物治疗可能改善结局，应用舒尼替尼联合吉西他滨治疗对于未接受治疗且有肉瘤样特征的转移性肾癌患者有帮助，并有可能是最佳的系统治疗策略。肾髓样癌这一罕见肿瘤的治疗报道很少，一线方案中常给予化疗。少数病例报道，以铂类为基础的化疗方案对其有效。

36. 靶向药物治疗联合免疫治疗如何选择药物

目前肾癌靶向药物主要包括两类：酪氨酸激酶抑制剂 TKI 类和 mTOR 抑制剂。TKI 包括索拉非尼、阿昔替尼、舒尼替尼、培唑帕尼、卡博替尼、仑伐替尼等；mTOR 抑制剂包括依维莫司、替西罗莫司等。肾癌免疫治疗药物则包括 α 干扰素（IFN-α）、IL-2 和免疫检查点抑制剂（immune checkpoint inhibitor，ICI）等。常见的免疫检查点抑制剂包括纳武单抗（nivolumab）、帕博利珠单抗（pembrolizumab）、阿特珠单抗（atezolizumab）、阿维鲁单抗（avelumab）等。靶向药物治疗联合免疫治疗常见的药物主要是 TKI 联合免疫检查点抑制剂。

37. 为什么靶向药物治疗联合免疫治疗是未来晚期肾癌辅助治疗的发展方向

肾癌是高度血管化的肿瘤，血管生成机制在肾癌的发生发展中起到了重要的作用。靶向药物治疗通过抑制肾癌血管生成通路来达到治疗肾癌的目的。同时，肾癌又是免疫原性很强的肿瘤，免疫检查点抑制剂可以通过解除肿瘤诱导的免疫抑制，提高患者自身免疫系统对肿瘤的杀伤作用。两种治疗方式联合应用有着巨大的潜力。Immotion151 研究和 JAVELIN101 研究亚组分析结果显示，对于预后评分为低危、中危、高危的晚期患者，无论是阿维鲁单抗联合阿昔替尼，还是阿特朱单抗联合贝伐珠单抗，都要优于舒尼替尼。而从 KEYNOTE-426 研究结果中可以看出，所有的不同风险人群，无论是低危、中危、高危，还是 PD-L1 阳性、阴性人群，均将会从靶

向药物治疗联合免疫治疗中获益。对于晚期肾癌的一线治疗，目前已经逐步进入了靶向药物治疗联合免疫治疗时代。因此，认为未来靶向药物治疗联合免疫治疗是晚期肾癌辅助治疗的发展方向。

五、伴有特殊情况的肾癌

1. 孤立肾肾癌如何治疗

先天只有一侧肾属于解剖性的孤立肾肾癌，当肿瘤最大径小于 7cm 时，保留肾单位手术（肾部分切除术）是其主要的治疗方法，保留肾单位手术后局部复发率为 0～10%，而肿瘤≤4cm 手术后局部复发率为 0～3%，病死率为 1%～2%。手术方式包括开放手术、腹腔镜手术、机器人腹腔镜手术或单孔腹腔镜手术等，研究表明开放手术及腹腔镜手术的治疗效果无明显区别，因此可根据当地的医疗条件选择合适的手术方式。对于孤立肾患者，如果肿瘤过大或无法行保留肾单位手术，切除患肾后无正常肾功能，只能依靠血液透析或肾移植来维持生命。

近年来，随着医疗技术的发展，部分不适合开放性外科手术、有全身麻醉禁忌、有严重合并症、肾功能不全或肿瘤最大径<4cm 且位于肾周边的患者，也可以选择射频消融、冷冻消融、高强度聚焦超声等姑息性治疗。

此外，对于转移性肾癌，联合药物治疗也成为一种选择。目前药物包括：①靶向药物类，如索拉非尼、舒尼替尼、依维莫司、阿昔替尼、帕唑帕尼、贝伐珠单抗等；②免疫治疗药物类，如纳武单抗、依匹单抗。手术患者术后的随诊也非常重要，一般第一次随诊可在术后 4～6 周进行，此后的随诊可根据临床医师的指导定期随访。

2. 双侧肾癌如何治疗

双侧肾癌在临床上少见，预后较差。分类上根据是否有阳性家族史可分为散发性和家族遗传性，根据双侧肾肿瘤出现时间可分为同时性和异时性。治疗上分为手术治疗和非手术治疗。

（1）手术治疗是双侧肾癌的主要治疗方法，其目标在于完整切除肿瘤，预防肿瘤复发。目前，双侧肾癌的手术方式包括以下几种。

1）保留肾单位手术（NSS）：即肾部分切除术（PN），是双侧肾癌手术治疗的首选术式，因为它在控制肿瘤进展的同时还可有效保护肾功能。临床上 NSS 的主要方法包括开放手术、腹腔镜手术、机器人辅助腹腔镜手术等。

2）根治性肾切除术（RN）：即将肾脏及其周围的一些组织、器官都切除掉，是公认的可能治愈肾癌的方法，但切除范围大不利于术后肾功能的维持，所以对于双侧肾癌患者，双侧 RN 通常不作为首选，但 RN 结合 NSS 分期手术（即将手术分为数次来完成）仍具有重要的临床价值。对于分期手术 RN 和 NSS 的先后顺序，会综合考虑患者的全身状况、合并症、RNS 评分系统、淋巴结受累情况及患者个人意愿进行选择。

3）物理消融术：是指通过高温烧灼、低温冻融、高强度聚焦超声等途径使肿瘤细胞膜和细胞器崩解坏死，导致细胞死亡，从而灭活肿瘤组织的治疗方法。该方法包括射频消融法、冷冻消融法和高强度聚焦超声消融术。其对不适于传统手术的外周型、小体积双侧肾癌者较有优势。其短期疗效好，并发症发生率低。

（2）非手术治疗作为双侧肾癌治疗的辅助方式，可从一定程度上改善晚期双侧肾癌患者的预后，延长寿命。主要包括以下几种。

1）分子靶向药物治疗：分子靶向药物在治疗某些家族遗传性双侧肾癌中效果显著，并可作为新辅助治疗用药应用于术前，达到使肿瘤降级的效果，为 NSS 手术创造条件。

2）免疫治疗：近几年免疫检查点抑制剂在临床上被广泛应用，其为患者的治疗带来新的曙光。

3. 如何治疗同侧肾脏多个肾癌

所谓同侧肾脏多个肾癌是指肾脏多发病灶，学术名称为多灶性肾细胞癌（MRCC），占肾癌的 3%～5%。随着肾细胞癌整体发病率的逐年升高及诊断水平的进步，MRCC 的新发例数也呈逐年上升趋势。但是，目前临床对于 MRCC 的认识及诊治经验均相对欠缺。同侧肾脏发生多个肾癌的主要治疗方法是根治性肾癌切除术，目前公认的是根治性肾癌切除术可以提高生存率。

4. 肾癌伴有慢性肾脏病时如何治疗

慢性肾脏病（chronic kidney disease，CKD）指各种原因引起的慢性肾脏结构和功能障碍（肾脏损害病史大于 3 个月）。CKD 患者得了肾癌时处理较为棘手。医师应充分考虑各种治疗方式所带来的肾功能恶化的风险，包括 CKD 的进展、短期或长期肾脏替代治疗及长期的风险。肾癌的主要治疗方式是手术治疗。对于合并 CKD 的患者优先考虑保肾手术，如腹腔镜或开放保留肾单位肿瘤切除术、肿瘤消融治疗。对于术后 CKD 高度可能进展的患者，包括 $eGFR<45ml/（min \cdot 1.73m^2）$、持续蛋白尿、糖尿病合并 CKD 及术后 eGFR 可能 $<30ml/（min \cdot 1.73m^2）$ 者，应推荐至肾内科进行评估，必要时进行透析等肾脏替代治疗。

5. 肾癌伴有高血压、糖尿病、冠心病等慢性病是否增加手术风险

（1）高血压对肾癌手术的影响是肯定的，但其影响的大小要依据手术患者的血压情况而定。如果仅仅是单纯血压升高，那么患者手术麻醉风险与常人基本无异，只是术中的血压波动更常见。这多与患者心情紧张、焦虑有关。高血压伴有左心室

肥厚、眼底动脉痉挛、尿蛋白或血肌酐轻度升高等，做手术时，麻醉风险比其他人要高一些。高血压合并有脑出血、心力衰竭等，这些患者做手术的风险明显高于其他人。急进型高血压伴心、脑、肾等重要器官功能不全时，手术风险高，建议血压控制稳定、脏器功能改善后再行手术。

（2）糖尿病是一种以血糖增高为特征，同时伴有脂肪和蛋白质代谢紊乱的全身代谢性疾病。由于糖尿病可继发多种病理生理变化，对全身多个脏器和系统可造成不同程度的不利影响。糖尿病患者常伴有心血管、肾脏及神经等重要组织器官功能下降或并发症，同时可伴有蛋白质、能量及营养不良，细胞及体液免疫功能较差。因此，这类肾癌手术患者麻醉耐受性较差，机体修复能力下降，内环境紊乱及创面愈合不良，发生严重感染的危险性增加，易导致严重的外科并发症甚至危及生命。

（3）冠心病根据不同的发病特点和治疗原则分为慢性冠脉疾病，也称为慢性心肌缺血综合征，包括稳定型心绞痛、缺血性心肌病和隐匿性冠心病等。还有急性冠脉综合征，包括不稳定型心绞痛及心肌梗死，还有猝死。对于合并有慢性冠脉疾病的肾癌患者，虽然手术风险较正常人高，但只要围术期准备充分是可行手术治疗的。对于近期（过去 4 周）有心肌梗死或不稳定型心绞痛的患者，手术风险显著增加，建议 4～6 周后择期行肾癌手术；对于 6 周内有行经皮冠状动脉支架置入（PCI）治疗的肾癌患者，出现心血管不良事件的风险明显增加，建议至少 6 个月后行手术治疗（ACC/AHA 指南）。因此，肾癌伴有高血压、糖尿病、冠心病等慢性病时，手术风险是增加的。

6. 肾癌如何选择术前肾动脉栓塞术

肾动脉栓塞术可以作为肾癌根治性手术的术前辅助手段，尤其肿瘤大、预计手术困难，特别是暴露肾血管困难而面临大出血可能时。肾动脉栓塞术作为肾癌根治术的术前辅助治疗没有明确的和共识性的适应证。既往由于肾癌体积大的情况相对多见，而且没有靶向治疗药物，肾动脉栓塞术相对多见。随着手术方式的多元化（如机器人/腔镜手术和开放手术的联合），靶向治疗的可及性和有效性，3D 影像技术逐渐普及，多学科联合诊疗（MDT）的推广和普及，肾动脉栓塞术的使用在逐渐减少。当然这样的辅助治疗与经治医师的经验和习惯、可靠的介入治疗的可及性也有关联。

7. 遗传性肾癌如何选择治疗方式

遗传性肾癌包括 VHL 病、BHD 综合征等，文献报道以 VHL 病居多，其他类型罕见，多为个案报道或小样本病例报道。大部分遗传性肾癌与 VHL 综合征的治疗方法和原则相近。

（1）VHL 病肾癌的治疗原则：肾肿瘤直径<3cm 者等待观察，当肿瘤最大直径≥3cm 时考虑手术治疗，以肾部分切除术为首选，包括肿瘤剜除术。

（2）结节性硬化症肾癌的治疗原则：此类患者的肾癌以早发、多发为特征，治疗时首选保肾手术，对于双侧多发小肾癌，积极监测或射频消融也是可选择的方案。

（3）BHD综合征的治疗原则：患者常呈双侧及多灶性发病，治疗以保肾手术为首选，对于双侧多发小肾癌也可选积极监测或射频消融治疗。

（4）遗传性平滑肌瘤病肾细胞癌（综合征）相关性肾癌：肿瘤多为单侧、单发病灶，侵袭性强，易于发生转移，预后差。明确诊断后对局限性肿瘤应尽早行手术治疗，如根治性肾切除+淋巴结清扫。美国NCCN推荐贝伐单抗+厄罗替尼可用于治疗晚期患者。

（5）遗传性乳头状肾细胞癌：肿瘤直径<3cm时密切随访、监测；肿瘤直径≥3cm时首选保肾手术，晚期患者可考虑使用VEGF抑制剂和mTOR抑制剂如雷帕霉素。

8. 肾脏良性肿瘤如何选择治疗方式

肾脏良性肿瘤包括肾错构瘤、嗜酸细胞瘤、肾素瘤等，临床上以肾错构瘤多见。肾错构瘤又称为肾血管平滑肌脂肪瘤，约80%的为散发病例，也可是结节性硬化症的一种表现。

肾错构瘤的治疗有些争议，治疗方法主要依据症状、肿瘤大小、术前准确的诊断。怀疑恶性、肿瘤出血或破裂、疼痛者应手术治疗，但无论采用何种治疗方式，均须将保留肾功能放在首位考虑。

对于无症状的小肿瘤，建议观察并监测肿瘤变化。对于直径>4cm的症状性肿瘤，应尽可能采用保留肾组织手术或选择性肾动脉栓塞术。如肿瘤症状重，发生出血或破裂，应考虑手术或行选择性动脉栓塞术。因肾错构瘤可能是双侧病变，且生长常不同步，因此肾切除必须慎重。肾切除的指征如下：

（1）全身侵犯。

（2）肿瘤近肾门。

（3）肿瘤生长快，可疑恶性。

（4）不能控制的危及生命的出血。

9. 少见病理类型肾癌的治疗方式选择

（1）肾集合管癌：是一种非常少见的肾细胞癌病理亚型，恶性程度极高，进展迅速。局限性肾集合管癌的治疗以外科手术为主，转移性肾集合管癌对放疗及细胞因子治疗均不敏感，对靶向治疗反应差。吉西他滨和铂类联合应用具有一定疗效。

（2）肾髓样癌：患者通常具有特征性的镰状细胞贫血，恶性程度极高，大多数患者发现时已是晚期。对于肾髓样癌患者来说，单纯手术治疗远远不够，需要结合化疗和放疗。

（3）基因易位性肾癌：临床少见，多发生于儿童和年轻人，以 Xp11.2 易位相关肾细胞癌相对多见，其预后与肾透明细胞癌相似，但比乳头状肾细胞癌患者差。抗血管内皮生成因子靶向药物对部分患者有效。

（4）黏液小管状及梭形细胞癌：恶性程度较低，预后通常好于其他类型的肾癌。该肿瘤初诊时多为局限性肿瘤，很少出现淋巴结转移和远处转移，根治性手术仍是最佳治疗手段，术后不需要其他辅助治疗。

（5）肾脏转移癌：由其他部位恶性肿瘤转移到肾脏，临床特点主要有双侧肾脏转移、多发转移灶、肿瘤病灶呈弥漫性生长、边界不清，同时侵犯肾皮质和肾髓质。当肿瘤引起严重血尿或疼痛时，如果对侧肾功能正常，可考虑行患肾的姑息性切除。肾脏转移癌的全身系统性治疗应遵从原发肿瘤的系统性治疗方案。

10. 肾癌肺转移怎么处理？可以手术吗

肺是肾癌最常见的转移部位，单发肺转移灶或转移灶位于一侧肺叶，手术切除可能有助于延长患者的生存期。一项回顾性研究报道，肺转移灶手术切除的肾癌患者生存期较单纯靶向治疗和免疫治疗显著延长，手术切除单发肺转移或转移灶位于单一肺叶的 5 年生存率为 37%～54%。此外，肺转移灶可行分次立体定向放射治疗，患者可能获得生存获益，局部肿瘤控制率可达 98%，严重不良反应发生率<5%。支气管动脉栓塞术可用于姑息性治疗肺转移灶，防治肺转移灶相关并发症（疼痛、咯血、血胸等事件），提高患者生存质量。

11. 肾癌骨转移怎么处理？可以手术吗

肾癌骨转移部位多见于脊柱、骨盆和四肢近端骨骼，多为破坏骨结构和稳定性的破骨性转移。主要症状为病变部位进行性疼痛加重，容易发生病理性骨折，甚至压迫脊髓引起截瘫。对于可切除的肾原发病灶或已切除患肾而伴单一骨转移病变（不合并其他转移病灶）的患者，应进行积极的外科治疗。对于承重骨发生骨转移伴骨折风险的患者，推荐首选外科治疗，可采用预防性内固定术等方法以避免骨折、脊髓压迫等严重骨相关事件的发生。已出现病理性骨折或脊髓压迫症状的符合下列 3 个条件者也推荐首选手术治疗。

（1）预计患者存活期>3 个月。

（2）体能状态良好。

（3）术后能改善患者的生活质量，有助于接受放、化疗和护理。

肾癌骨转移灶对常规放疗不敏感，推荐图像引导放射治疗（IGRT）和立体定向放射治疗（SBRT）或者手术联合 IGRT 和 SBRT 的治疗模式。单剂量影像引导下放射治疗具有优异的 3 年局部无进展生存率。SBRT 治疗肾癌椎体转移灶，1 年局部肿瘤控制率达 82.1%，治疗后第 6 个月和第 12 个月，疼痛缓解率明显提高。

在手术切除前介入栓塞治疗血供丰富的骨或椎体转移灶可以显著降低术中出血量。骨或椎体转移诱发明显疼痛的患者，介入栓塞姑息性手术可以在一定程度上缓解患者的骨痛症状。

12. 肾癌脑转移怎么处理？可以手术吗

对于肾癌脑转移灶，放射治疗的效果优于手术治疗。对于体能状态良好、单纯脑转移的患者（脑转移灶≤3 个，脑转移瘤最大直径≤3cm），首选立体定向放疗（γ刀、X 刀等）或脑外科手术联合放疗；对于多发脑转移患者（脑转移灶>3 个，脑转移瘤最大直径>3cm），可考虑行全颅放疗。颅内转移灶分次立体放疗的患者 1 年、2 年和 3 年生存率分别为 90%、54% 和 41%；全颅放疗+手术切除颅内转移灶的患者1 年、2 年和 3 年生存率分别为 64%、27% 和 9%；单纯全颅放疗的患者 1 年、2 年和3 年生存率分别为 25%、17% 和 8%。尽管入组病例少，但是分次立体放疗疗效明显优于全颅放疗。

13. 肾癌肝转移怎么处理？可以手术吗

肾癌肝转移患者预后较差，首先考虑靶向药物治疗。如全身治疗无效，可考虑联合肝脏转移灶的局部治疗，如手术切除、消融治疗、经肝动脉化疗栓塞术、立体定向放射治疗及高强度聚焦超声治疗等。肾癌肝转移灶切除有可能延长一些患者的总生存时间，但需谨慎考虑手术并发症甚至死亡的风险。

14. 马蹄肾肾癌如何选择治疗方式

马蹄肾是临床上泌尿外科少见的先天性肾脏发育异常，在一般人群中的患病率约为 0.25%。马蹄肾合并肿瘤的病例更为少见，最常见的肿瘤为肾透明细胞癌，其余还包括类癌、错构瘤、恶性组织纤维细胞瘤、肾肉瘤等，几乎均发生于一侧肾脏，发生在两侧肾脏的罕见。

马蹄肾合并肾癌的治疗以手术为主。马蹄肾发育异常，血供复杂，有多支血管供应。其中，2~3 支血管来源于腹主动脉供应肾实质，2~3 支血管来源于肠系膜下动脉、髂血管或腹主动脉供应峡部。因此，术前通过肾动脉 CT 血管成像（CTA）检查，了解患侧肾脏及峡部的血管供应情况非常重要，有利于术中妥善处理马蹄肾的供应血管及峡部。

15. 异位肾肾癌如何选择治疗方式

异位肾属少见的肾脏先天性位置异常，而异位肾合并肾癌更罕见。异位肾是因人体发育过程中肾脏上升停滞而形成，常见肾异位有盆腔、胸内、交叉异位等。其肾功能正常，常无症状，如果并发尿路梗阻、结石、感染可引起症状，而并发肾癌实属罕见。因其位置异常，往往给临床诊治造成困难，从而导致误诊、误治。关于治疗方式的选择，目前无明确标准，主要参考一般肾癌的治疗原则。

16. 重复肾肾癌如何选择治疗方式

重复肾为一种先天性肾盏、肾盂、输尿管畸形，发病率约为 0.7%，常合并完全性或不完全性输尿管。近年来关于重复肾合并肿瘤的报道日趋增多，类型有肾癌、恶性纤维组织瘤、肾肉瘤样癌、多房囊性细胞癌、多发性肾上腺囊肿等。重复肾合并肿瘤的治疗方式首选手术治疗，具体手术方式要根据患者年龄，是否合并其他器官疾病，全身状况，肿瘤的性质、大小、具体位置和肾功能确定。术前肾功能检查主要通过双肾动态显像+GFR 来实现，能够准确判断患侧和对侧肾脏功能，为临床手术方式选择提供依据，避免毫无根据地切除患肾。

六、MDT 与个体化治疗

1. 什么是 MDT

MDT 的全称是多学科联合诊疗，即由来自外科、内科、放疗科、放射科、病理科、营养科等学科的专家组成工作组，针对某一疾病，通过定期会议联合会诊形式提出适合患者的最佳治疗方案，继而由相关学科单独或多学科联合执行该治疗方案，避免过度诊疗和误诊误治，使患者受益最大化。

MDT 模式的优势在于其强调以患者为中心，并将患者的个体化治疗与精准医学进行拓展和整合，从而达到更高效的目的。

2. MDT 有何优势

MDT 模式合理有效地利用和整合医疗资源，较大程度地发挥各学科医师的优势，提高疾病的治疗效果。MDT 模式具有以下优势：①当前医疗学科分科较细，专业范围较窄，可能造成诊疗上的偏差，影响疗效。MDT 模式将各个学科相互融合，组成"科室联合体"，使具备各专业知识、技能和经验的专家聚集在一起，在技术、治疗方法、治疗理念上达成共识，避免单一学科的局限性和片面性，提高疾病的治疗效果。②MDT 模式能够为患者提供"个体化"临床诊疗决策，做到以患者为中心。多科室、多专家为一名患者服务，以减少患者就诊的时间和精力。患者可在较短的时间内获得高效的优化诊疗方案。这种模式还可提高患者的满意度，为构建和谐的医患关系打下基础。③MDT 模式能够综合全面地结合患者的家庭经济状况、身体状况、心理承受能力，在权衡利弊后，确定出科学、合理、规范的最佳治疗方案。④在 MDT 模式讨论中，各个学科分享对于该类疾病的最新科研发展动态，做到临床决策紧随学术进展前沿。⑤MDT 模式讨论能够成为一种教学案例，为低年资与基层医院医师搭建一个与临床密切结合的学习平台。⑥MDT 团队通过学术讨论，可进一步提高团队凝聚力和各个科室间的相互协调能力，从而提高临床疾病诊治的效率和准确性，促进多学科诊治的发展。

3. MDT 在肿瘤治疗中的任务是什么

MDT 不是一种药，也不是某种治疗手段或医疗设备，而是一种组织医师诊治病情的形式，这种形式利用现有治疗手段为患者选择最合适的治疗方案，起着明诊断、定方向、细方案的重要作用，具体如下：①提供恰当、及时的疾病诊断；②基于诊断制订个体化治疗方案；③基于患者的支持性护理需要而完善患者护理方案。需要注意的是，MDT 结论是作为肿瘤患者治疗方案的建议，但不能替代患者的主治医师的临床决策，主治医师在参考 MDT 建议的同时，要根据患者个体的特点和病情变化及时调整治疗方案。

4. MDT 在肾癌的治疗中有何优势

晚期肾癌的治疗是目前肾癌治疗的一个热点。早在二三十年前，因为肾癌对放疗及化疗不敏感，所以肾癌一旦出现转移或进展，往往令人束手无策。近年来，MDT 这一形式的出现，给这一部分难治愈的患者带来希望。此外，对于合并较多基础疾病、身体状况较差、麻醉风险高的高龄患者，既往也无有效治疗手段，MDT 模式的出现也为这类患者带来了曙光。

5. 什么是肿瘤的个体化治疗

对于多数患相同疾病的不同患者，治疗方法是用同样的药、标准的剂量，但实际上不同患者在治疗效果、不良反应方面有很大的差异，有时这种差异甚至是致命的。

WHO 于 1996 年在题为《迎接 21 世纪的挑战》的报告中指出，21 世纪的医学将从"疾病医学"向"健康医学"发展，从群体治疗向个体化治疗发展。

个体化治疗是基于以人为本、因人制宜的思想，充分注重人的个体化差异性，进行个体医疗设计，采取优化的、针对性的治疗干预措施，使之更具有有效性和安全性，并据此拓展到个性化养生保健及包括人类生命前期的生命全过程，从而实现由"疾病医学"向"健康医学"的转化。

现今的肾癌治疗也和其他疾病一样，进入到个体化治疗时代。如对于手术治疗的肾癌患者，根据患者年龄、身体状况、肾功能、肿瘤分级分期等因素决定行保留肾单位的手术还是根治性肾切除术；对于靶向药物或免疫检查点抑制剂治疗效果较差的患者，可考虑行基因检测，以筛选敏感药物；对于有家族遗传性的肾癌，早期筛查及干预等均体现了个体化诊治思路在肾癌治疗中的具体应用。

第七章

随访与康复

导读：随访与康复是肾癌治疗后的重要内容，需引起患者及家属的重视。不同分期的肾癌，以及不同的治疗方式，其随访内容和随访时限不同，需按照医师医嘱严密执行。肾癌治疗后肾功能变化和肿瘤复发、转移情况的监测是肾癌治疗后随访与康复的主要内容，出现异常时需及时就诊。

一、不同分期肾癌的随访

1. 不同分期肾癌的随访时限和检查内容

针对患者的不同病情，在医学上会从不同方面将病情由轻到重依次分为 T1、T2、T3、T4 期，N0、N1 期及 M0、M1 期，并最终诊断为综合的 TNM 和Ⅰ～Ⅳ分期。针对不同分期患者，医师建议的术后随访时间和内容都稍有区别。根据美国 NCCN 的 2021.V1 版推荐，建议Ⅰ期患者第一次检查后 2 年内每 6 个月进行 1 次病史询问及体格检查和实验室检查，之后至术后 5 年建议每年 1 次；而影像学检查则建议第一次检查后 3 年内每年进行 1 次胸部和腹部检查，之后至术后 5 年建议每年 1 次。Ⅱ～Ⅲ期患者 3 年内随访间隔缩短至每 6 个月 1 次，之后至术后 5 年仍然建议每年 1 次。Ⅳ期患者 3 年内随访间隔缩短至 6～16 周进行 1 次（表 7-1，表 7-2）。VHL 病治疗后，应每年进行腹部 MRI 扫描 1 次；每年进行 1 次中枢神经系统体格检查，每 2 年进行中枢神经系统 MRI 扫描 1 次；每年进行血儿茶酚胺测定及眼科和听力检查。医师还会针对患者的术前病情和手术情况，以及其他检查结果进行综合评估，甚至建议行骨盆、头部、脊柱、骨等部位的扫描检查。

表 7-1　I 期肾癌随访

项目	低复发风险						中/高复发风险					
	1～3个月	6个月	1年	2年	3年	5年后（每2年1次，约10%复发风险）	1～3个月	6个月	1年	2年	3年	5年后（每2年1次）
病史询问	√	√	√	√	√	√	√	√	√	√	√	√
体格检查	√	√	√	√	√	√	√	√	√	√	√	√
实验室检查	√	√	√	√	√	√	√	√	√	√	√	√
腹部超声检查		√	√	√	√	√		√	√	√	√	√
胸部 CT 或 X 线检查		√	√	√	√	√		√	√	√	√	√
腹部 CT 或 MRI 检查	√		√		√	√	√		√		√	√

表 7-2　II~III 期肾癌随访

项目	1～3个月	6个月	9个月	12个月	15个月	18个月	21个月	24个月	30个月	3年	4年	5年后（每2年1次）
病史询问	√	√	√	√	√	√	√	√	√	√	√	√
体格检查	√	√	√	√	√	√	√	√	√	√	√	√
实验室检查	√	√	√	√	√	√	√	√	√	√	√	√
腹部超声检查	√	√	√	√	√	√	√	√	√	√	√	√
胸部 CT 或 X 线检查		√		√		√		√	√	√	√	√
腹部 CT 或 MRI 检查	√			√		√		√	√	√	√	√

2. 肾癌患者的随访内容

肾癌患者随访的目的是检查是否有术后并发症、肾功能恢复情况及是否有肿瘤复发转移等。有研究认为治疗后常规随访的肾癌患者较没有进行常规随访的患者可能具有更长的总生存时间。随访可结合当地医疗条件、患者肿瘤复发风险等因素综合评估。中华泌尿外科学会制订的《肾细胞癌诊治指南》中推荐肾癌患者的随访应按以下原则进行：对行肾部分切除术的患者术后第一次随访应在术后 4～6 周进行，须行肾脏 CT 扫描，主要了解肾脏形态变化，为今后的复查做对比之用。此外，须评估肾脏功能、失血后的恢复情况及有无手术并发症等。

常规随访内容：①询问病史。②体格检查。③血常规和血生化检查：肝肾功能及术前检查异常的血生化指标，如术前血碱性磷酸酶异常，通常需要进一步复查，因为复发或持续的碱性磷酸酶异常通常提示有远处转移或有肿瘤残留。如果有碱性磷酸酶异常增高和（或）有骨转移症状如骨痛，需要进行骨扫描检查。碱性磷酸酶增高也可能是肝转移或副瘤综合征的表现。④胸部 X 线片（正、侧位）。胸部 X 线检查发现异常的患者，建议行胸部 CT 扫描检查。⑤腹部超声检查。腹部超声检查发现异常的患者、肾部分切除及 T3～T4 期肾癌手术后患者需行腹部 CT 扫描检查，可每 6 个月 1 次，连续两年，以后视具体情况而定。

3. 肾癌随访的频率

肾癌的随访频率目前尚缺乏循证医学证据，尚不能确定最经济、最合理的随访内容和随访时限，也并非所有患者都需要进行严密的影像学随访，而且需要指出的是，并非随访的频率越高、强度越大，就能获得更大的生存优势。根据 RECUR 研究结果，对于局限性肾癌患者，更加频繁、严密的影像学随访并不能改善复发后的总生存率。

二、不同治疗方式的随访

1. 保肾术后随访的时间和检查内容

对于肾部分切除术后的患者，术后随访的重点在于早期发现局部复发和远处转移。肾部分切除术后复发并不常见，与手术切缘阳性、肿瘤的多中心性及组织学分级有关，早期发现并进行手术是治疗复发病灶最有效的方法。保肾手术术后第一次随访时间应在术后 4～6 周，医师除了会对患者进行病史询问及体格检查外，还包括实验室检查和影像学检查。其中实验室检查可能会包括血常规、尿常规、肾功能、肝功能检查，以及碱性磷酸酶、乳酸脱氢酶和血钙等测定。影像学检查包括腹部 B 超、CT 或者 MRI，以及胸部 X 线或者 CT 检查等。此时检查结果将作为基线检查资料，为以后复查疾病进展和疗效提供对照。后续的随访频率及随访内容参见表 7-1 和表 7-2。

2. 肾根治性切除术后随访的时间和检查内容

根治性肾切除术后第一次随访应严格遵守在术后 3～6 个月进行，随访内容与保肾手术后随访大致相同，包括病史询问、体格检查、实验室检查和影像学检查。后续医师将根据与病理分期相关的复发风险来制订患者的随访计划。随访包括定期病史回顾、体格检查及常规的实验室检查。实验室检查包括全血细胞计数、血清生化检查及尿液分析，以此来评估剩余肾的功能，并确定剩余的肾是否在丢失蛋白质。医师将会安排影像学检查来确定患者的肿瘤是否已经悄悄复发。50%～80%的肾癌复发是毫无症状的，所以最重要的是影像学监测，主要是胸腹部 X 线检查及 CT 检查。具体的随访频率及随访内容参见表 7-1 和表 7-2。

3. 肾癌射频消融或冷冻消融术后随访的时间和检查内容

接受射频消融或冷冻消融术的患者，随访仍然应该在术后 3～6 个月进行，检查内容也与上述手术治疗情况相似，包括病史询问、体格检查、实验室检查和影像学检查。推荐进行腹部 CT 或 MRI 检查作为基线影像学检查。具体随访内容见表 7-3。

表 7-3 消融治疗后的随访

I 级推荐		II 级推荐	
随访内容	频次	随访内容	频次
病史 体格检查 实验室检查（包括血生化和尿常规） 腹部 CT 或 MRI，肺部平扫 CT	开始前 2 年每 3 个月 1 次，然后每 6 个月 1 次，5 年后每年 1 次	骨扫描 头颅 CT 或 MRI 盆腔 CT 或 MRI 全身 PET/CT	同 I 级推荐或更频

4. 肾脏良性肿瘤术后的随访时限和检查内容

肾脏良性肿瘤分类较多，且各自具有不同的预后和特点。针对肾脏良性肿瘤，暂无指南统一明确提出其随访时间和检查内容，但肾脏良性肿瘤仍有恶变、复发和转移风险，医师会依据不同患者的手术情况和病理结果等病情给出不同的随访时间和内容，患者应听从医嘱按时随访。

5. 晚期肾癌患者的随访时限和检查内容

晚期肾癌（不能手术治疗）患者，医师建议治疗前对胸部、腹部和骨盆等全身病灶进行 CT 或 MRI 检查，此后每 6～12 周 1 次对患者进行病史询问、体格检查、实验室检查和影像学检查。同时，医师还会根据患者病情和治疗方案需要给予其他实验室检查和骨盆、头部、脊柱、骨等部位的扫描检查，并对比分析病灶大小、数量变化等信息来评价疗效（表 7-4）。

表 7-4 晚期肾癌的随访

I 级推荐		II 级推荐	
随访内容	频次	随访内容	频次
病史+体格检查 实验室检查（包括血生化、尿常规、甲状腺功能） 可测量病灶部位 CT 或 MRI 头颅增强 MRI 或 CT（脑转移患者） 骨扫描（骨转移患者） 心脏超声	系统治疗前对所有可测量病灶进行影像学检查，以后每 6～12 周 1 次进行复查以评价疗效	其他部位 CT 或 MRI，全身 PET/CT	同 I 级推荐或更频

6. 积极观察患者（小肾癌）的随访时限和检查内容

对于积极观察的患者，医师建议 2 年内每 6 个月进行 1 次病史询问及体格检查和实验室检查，之后建议每年 1 次随访，共 5 年。腹部 B 超、CT 或 MRI 检查和胸部 X 线或 CT 检查需要在 6 个月内初次检查后，每年 1 次，共 5 年。如果发生其他不舒适，需要及时与医师沟通。

三、康复与护理

1. 肾癌手术后出现发热、腰痛、血尿、足肿的处置

（1）术后 3 天内可能有些术后吸收热，一般不会超过 38.5℃，如果高热不退，则可能是切口或者手术区域发生感染，需要及时排查；此外一些术后服用靶向药物（索拉非尼、舒尼替尼等）的患者，发热则是药物的不良反应。

（2）经腰的肾癌手术会影响到皮神经及支配肌肉的神经，手术过程中可能会损伤这部分神经，因此出现腰痛，这属于正常现象，如果腰痛不是很明显，可继续观察。若疼痛比较明显，且有胀痛感，则需要进行 B 超检查以判断是否有出血。一般来说，无特殊原因引起的腰痛，应注意休息，无须特殊处理。

（3）肾癌术后若出现鲜红色血尿，大概率存在术后出血的可能，需要进一步的检查或治疗，若仅为淡红色血尿，多为渗血，可继续观察。若远期发生血尿，则谨慎怀疑肿瘤复发，须进行复查。

（4）肾癌术后出现足肿的原因很多，可能是手术创伤导致机体营养不良，此时应加强营养摄入；此外肾功能受损及肿瘤复发或转移也可能引起足肿，应进一步治疗。

2. 孤立肾肾脏肿瘤手术后的注意事项

孤立肾无远处转移者，推荐行保留肾单位手术，术后卧床休息，适当饮水，积极检测肾功能。饮食上避免高蛋白饮食，选择无肾毒性的药物。出院后积极复查，避免复发，并检测肾功能，若有肾功能损害，必要时行透析治疗。

3. 肾错构瘤保守治疗注意事项

肾错构瘤即肾血管平滑肌脂肪瘤。肾错构瘤为肾脏良性肿瘤，一般来说不会恶变，只要手术治疗彻底，术后护理得当，复发的概率很小。

（1）患者非手术治疗过程中饮食注意事项：肾错构瘤患者平时应注意保持心情舒畅、切忌大怒暴怒，多吃蔬菜、水果，保持大便通畅，进食不宜过饱，以七八分饱为宜，少食牛、羊、猪肉，以饮食清淡、富含营养之品为宜。忌食油腻厚味、烈性酒及辛辣煎炸食品。不吃过热、过冷、过期及变质的食物；不要食用被污染的食物、发霉的食物等。肾错构瘤患者工作中及做家务活动时防止过度用力，不要手持重物，不宜做剧烈运动，以免增加腹腔压力，引起瘤体破裂出血。

（2）营养健康指导：一日三餐规律，食物不能过于粗糙，也不能太精细，最好

粗细搭配。绿豆粥、绿豆包都对身体有益，可多吃。而豆制品对身体无益，应少吃。平时还要多吃蔬菜，每顿饭都应有蔬菜，如生菜、芹菜、西洋菜、菜心等。每天都要吃瘦肉、鱼肉等食物，因为这些食物营养丰富。多饮水，也可吃莲子、大枣、猪腰等。

（3）保持积极乐观的心态：据临床研究发现，保持乐观心态是治疗疾病的关键。长期精神抑郁、不满、害怕死亡，这些都对治疗疾病无益。若出现内分泌失调、神经紧张等不适症状，就要调整自己的情况，放松自我，以积极向上的态度与疾病相对抗。

4. 肾脏恶性肿瘤手术后的饮食及营养指导

肾脏肿瘤术后恢复期：首先，注意保持合理的饮食习惯，并且进行适宜的锻炼。患者可食用高蛋白、高热量、高维生素的食物，同时避免辛辣刺激性的食物。其次，低盐饮食，食用清淡易消化食物。饮食以清淡、易消化、营养丰富的高热量、高维生素、适量的脂肪为原则。摄入的蛋白质应该是高质量的蛋白，如鸡蛋、鱼、瘦肉和牛奶，而尽量减少植物蛋白的比例，为减少植物蛋白摄入量，可采用麦淀粉作为主食以代替大米或面粉。蛋白质的摄入应根据肾功能而定，若肾功能良好，可摄入适量的优质蛋白，若肾功能不良时，应遵医嘱限制蛋白质摄入量。食盐每天摄入不宜超过 6g，具体要因人而异。例如，水肿较重者及高血压者应忌盐，限制蛋白食物的摄入量，少饮水；无水肿的患者不限盐。镜下血尿的肾脏肿瘤患者与易上火者需多饮水，可多食苹果、白糖、黑芝麻、木耳等滋阴降燥的食物。最后，适当补充高营养流质或半流质饮食，如莲子羹、银耳羹、牛奶、豆浆、鲫鱼汤等，进食时避免过热、过酸。没有哪一种食物是绝对禁忌的。当然，以上只是一般的原则，对于具体患者，还要兼顾其营养状况、合并存在的疾病、肾功能状况、所应用的药物等因素，制订合理的饮食方案。总结一下就是：少盐忌豆，少食多餐。多食用清淡而富含维生素的食物。

5. 肾脏恶性肿瘤手术后的生活方式指导

（1）定期复查：术后 1 个月注意术后情况复查，之后每 3 个月复查一次肝肾功能、血常规、影像学资料等。定时复查、及时随访也可以让负责医师了解患者的身体情况及疾病状态，及时做出处理。

（2）调整膳食结构，注意饮食：合理膳食指能提供全面、均衡营养的膳食。食物多样才能满足人体各种营养需求，达到合理营养、促进健康的目的。少盐忌豆，少食多餐。多食用清淡而富含维生素的食物。2016 年国家卫生和计划生育委员会发布的《中国居民膳食指南（2016）》为合理膳食提供了权威指导。

（3）适量运动：指运动方式和运动量适合个人的身体状况，动则有益，贵在坚持。运动应适度量力，选择适合自己的运动方式、强度和运动量。循序渐进，分段进行，以运动后不感到明显疲劳为宜。

（4）戒烟戒酒：不论吸烟多久，都应该戒烟。戒烟越早越好，任何时候戒烟对身体都有好处，都能够改善生活质量，同时也应避免吸二手烟。过量饮酒会增加患某些疾病的风险，并可导致交通事故及暴力事件的增加。

（5）保持心理健康：对于疾病要保持乐观的心态。当遇到问题时要找到途径宣泄郁闷和烦躁，同时家属也应及时安慰疏导。可以寻找自己感兴趣的爱好或者途径，缓解精神紧张。如果这些仍然不能缓解的话，需要及时寻找心理医师。

6. 肾全切、肾部分切除术后应注意什么

关于术后锻炼，肾癌根治术和肾部分切除术后的身体锻炼恢复有很大区别。肾癌根治术术后第 2 天若无特殊情况即可下床活动了，一般遵循"三个五"原则，即床边坐 5 分钟，床边站立 5 分钟，再沿着床边行走 5 分钟，每一个环节都应循序渐进、量力而行。

肾部分切除术的手术创面与肾癌根治术不同，部分切除术的术后创面仍有出血可能，因此根据术中情况，术后遵医嘱卧床及活动，术后 1 周逐渐增加活动量，术后 1 个月内不宜进行剧烈的身体锻炼，如跑步、骑车、长距离行走等，甚至不宜做弯腰、提重物等重体力家务，但静养不等于绝对卧床不动，因为长时间卧床不动容易产生下肢静脉血栓。因此，术后 1 个月内可适当短距离散步。术后 2～3 个月可适当增加行走距离，进行有氧运动如打太极拳、做有氧操等，但仍禁止剧烈运动。此外，术后应当保持乐观向上的心态，增强治愈疾病的自信心。

7. 肾脏肿瘤手术后需要控制体重吗

合理膳食和控制体重也能降低许多癌症的风险。有充分的证据表明，超重和肥胖会增加患肾癌的风险。研究分析表明，BMI 每增加 $5kg/m^2$，患肾癌的风险增加 30%，腰围每增加 10cm，患病风险增加 11%，腰臀比每增加 0.1 单位，患病风险增加 26%。减少高脂肪和高蛋白饮食也可以降低肾癌发病与复发的风险，而水果和蔬菜的总摄入量与肾癌发病和复发风险之间直接关联，但十字花科蔬菜、根茎类蔬菜（如甜菜根、胡萝卜、芹菜等）可降低患病和复发风险，还没有研究证实摄入维生素可以降低肾癌风险。凡事在于度，过度减肥导致营养不良也是肿瘤复发的高危因素。因此，肾癌术后控制体重、合理膳食也要得当，注重食物的多样性，维持适宜的体重，避免体重过轻或过重，同时定期监测血压和血糖在正常范围，这样才能有效提高患者的体质和免疫力，从而预防肿瘤复发。

8. 肾癌术后需要休息多久才可以运动

肾癌术后不要急于运动，尤其是做了保肾手术的患者，前 3 周宜静养，接受手

术之后 3 周左右，患者基本可以外出活动了，因为这时伤口已基本愈合，疼痛感也基本消失。保肾手术患者可以适当外出散步，但不能做剧烈运动，3 个月内不能负重或从事重体力活动，手术侧腰部切忌大幅度前弯后仰。根治性肾切除患者如术后 3 周无特殊不适情况，可正常进行生活活动，术后 6 周可以逐步增加运动量，这样有利于体能恢复，以及饮食、睡眠和精神状态的改善。

9. 肾癌患者如何进行康复训练

体育活动能增强人体的免疫力，体育活动对于控制体重、降低心脏疾病的发生、促进睡眠、减少焦虑都有帮助。通过体育锻炼，还可以减去多余的脂肪，防止超重或肥胖影响肿瘤预后。肾癌术后 3 周左右建议患者在空气清新、安静舒适的环境中散步。根治性肾切除患者术后 6 周左右就可以开始加入适度有氧训练，包括快走、徒步旅行、游泳、慢跑和跳舞等，保肾手术患者术后 3 个月后无不适主诉，也可逐步加入上述有氧运动训练。

10. 什么是适量运动

肾癌患者需要避免过度劳累，但并不意味患者一直宅在家中不活动，这样会适得其反，缺乏适量体育活动也会使精神状态不佳。术后患者应该根据自身伤口恢复及体能状况，从散步、快走、徒步旅行、慢跑逐步加强有氧训练，讲究循序渐进原则，先慢后快，先轻后重，不冒进。再次强调，所有体育活动讲究适度，过度劳累反而起不到增强体质的作用，练就强健的体魄让身体拥有更好的免疫力，是对抗癌症的重要手段。

11. 肾癌术后如何保护肾功能

美国 NCCN《肾癌临床实践指南》指出，为最大程度保护残留肾功能、避免或延缓术后肾功能不全，术前应对肾癌患者进行充分的风险评估。首先，完善全面的、高质量影像学检查，进行准确的肿瘤临床分期。其次，对各器官系统常见疾病进行筛查，尤其是泌尿系统，根据 GFR 或 eGFR 水平和蛋白尿程度明确患者术前是否患有肾功能不全及其分期，以明确术后肾功能不全发生及进展的危险因素。必要时应联合多学科专家会诊（泌尿外科、肾内科、肿瘤科及影像科等）。最后，依据术前风险评估结果，制订最佳的手术治疗方案，控制术中热缺血时间等因素，最大限度地保留健存肾单位，同时将肾癌切除标本进行肿瘤及非肿瘤性肾实质常规病理检查，评估病变性质，为后续的诊治提供组织病理学依据。术后，患者应定期、规律随诊，对于肾功能不全、进展风险高的患者应及时转诊至肾内科，积极干预，预防及延缓肾脏损害。

肾癌术后定期复查主要注意两个方面：一是针对肾脏肿瘤的随诊，其主要目的是检查是否有复发、转移和新生肿瘤；二是针对术后肾功能的保护和检查。通常第一次复查在术后 1 个月，主要复查肾功能、伤口愈合情况及有无并发症，如果是部分切除患者，还要加查肾脏 CT，了解肾脏形态变化；之后，术后 2 年以内每 3 个月复查 1 次；从第 3 年开始，每半年复查 1 次；第 4 年起，每年复查 1 次。随访内容包括血常规、肝肾功能、电解质、胸部 X 线片（胸部 CT 建议每 1～2 年复查 1 次）、腹部超声（腹部 CT 每半年复查 1 次）。不同的患者需要制订个性化的复诊方案，具体应遵守医嘱。

肾癌术后肾功能不全的发生及进展与基线人口学资料（年龄、性别、种族等）、并发症（糖尿病、高血压、代谢综合征、肥胖等）、生活方式（饮食、吸烟、饮酒等）和环境因素等密切相关。值得注意的是，糖尿病和高血压是与肾功能不全发生及进展最为密切的 2 种基础疾病，可致肾小球高滤过，引起继发性肾组织损伤，因此对于存在高血压和糖尿病等危险因素的患者，尤其需要重视控制血压和血糖，关注肾功能变化。

12. 合并糖尿病、高血压的患者需要控制血糖和血压吗

对于肾癌患者，肾功能的监测和保护是除肿瘤本身外最重要的事情，手术、药物等治疗方式均可能影响患者的肾功能，因此肾癌患者需尽量避免可能会导致肾功能损伤的情况，如高血压及糖尿病等，这些疾病可能会加重肾脏负担，从而导致糖尿病肾病及高血压肾病。因此，对于合并有糖尿病和高血压的患者，需积极控制血压和血糖，以减少肾功能不全发生的风险。此类患者应及时寻求内分泌科和心血管内科医师的专业指导与帮助。

此外，需密切注意其他可能会导致肾功能不全发生的因素，如输尿管结石、前列腺增生、尿路感染、肾炎等，若遇到上述情况，需及时到医院就诊。

13.一侧肾脏的患者饮水量受限制吗

如果患者除肾癌外无其他肾脏器质性病变，并且无高血压、糖尿病等疾病，一侧肾脏功能足够代谢人体废物，饮水量与常人相同。若患者存在肾小球硬化、肾小管萎缩／间质纤维化或动脉硬化等非肿瘤性肾脏病变，或者合并糖尿病、高血压等疾病，属于术后发生肾功能不全的高危人群，或者已经发生肾功能不全。对于这部分患者，要转入肾内科进一步治疗。一般而言，慢性肾功能不全的早期，患者往往没有明显的水钠问题，没有明显的水肿、浆膜腔积液及心功能异常，我们建议这部分患者正常饮水。当慢性肾功能不全发展到晚期，患者除了肾功能异常之外，往往伴有尿量的减少、体内水分的增加及患者电解质的异常，如高钾血症、高钠血症，此时患者需要到肾内科就诊，遵医嘱控制饮食及饮水量。

14. 多饮水有哪些好处

肾癌患者术后早期饮水，进而逐渐过渡到流质、半流质，以此来促进患者的肠

胃蠕动,更好地补充营养,从而提高患者的机体免疫力。对于存在镜下血尿的患者,适量多饮水可以防止形成血块而堵塞尿路。此外,每日合理适量饮水有助于降低泌尿系统结石的发病风险,每日饮水量控制在 2500ml 以上有助于提升机体尿液的稳定性,同时能够有效提升机体的代谢水平。

有流行病学调查发现,泌尿系统结石的发生具有较为显著的季节性、区域性。我国北方地区泌尿系统结石的发病率要略低于南方地区,同时靠近赤道地区的发病率要略高于远离赤道地区的发病率,高温季节发病率相较于低温季节也较高,这可能与温度较高时机体出汗量也会相应增加有关,而这时饮水不足,会导致体内水分不足、尿液浓缩,提升尿液中晶体的饱和度,甚至出现过饱和现象,导致尿盐沉积聚集形成结石。故而每日合理饮水,确保机体水分充足,能够稀释尿液,同时对尿路进行天然的冲洗,促进机体微小结石的排出,从而有效预防泌尿系统结石的发生及复发。

15. 一侧肾脏者需要限制蛋白摄入吗

一般而言,肾癌患者如果不存在其他肾脏器质性病变,并且无高血压、糖尿病等并发疾病,健侧肾功能能够完全代偿切除肾脏的功能,无须限制蛋白摄入。但近来有研究表明,肾癌患者有发生肾功能不全的潜在风险。同时肾癌根治术及保留肾单位手术都会增加术后新发或进展为慢性肾功能不全的风险。其实,除术后新发肾功能不全外,很大一部分肾脏肿瘤患者术前即合并有未被识别的肾功能不全。国外的一些相关研究证实肾脏肿瘤患者术前合并隐性肾功能不全的概率为 10%~30%。因此建议,若患者存在肾小球硬化、肾小管萎缩 / 间质纤维化或动脉硬化等非肿瘤性肾脏病变,或者合并糖尿病、高血压、代谢综合征等疾病,术后发生肾功能不全的风险较高,或者已经出现肾功能不全,应该限制蛋白摄入量,采取低蛋白饮食,降低蛋白质代谢产物的生成量,减轻肾脏负担。这是由于蛋白质代谢产物如尿素氮、肌酐等,对机体有一定毒性作用,需要通过肾脏及时排出。肾功能障碍时,此类产物在血液中堆积,到了一定程度会使机体出现中毒症状,即尿毒症。患者摄取的蛋白质量虽然减少,但质量必须是优良的。具体来说,应主要摄取动物蛋白,少吃植物蛋白。牛奶、瘦肉、鸡蛋清、鱼类属高质量蛋白质;豆类、豆制品等蛋白质含量不低,但食入后产生较大量代谢废物,加重肾脏负担,故肾功能不全患者不宜多吃。肾功能不全患者合理限制蛋白质摄入才有利于康复。但如果限制过早过严,就会产生营养不良,降低免疫功能,使病情恶化。

16. 保肾手术后或肾癌根治术后应避免或少用哪些损害肾功能的药物

药物进入人体后,大多数最终都要由肾脏排泄。有些药物对肾脏有直接的毒性,有些是使用不当导致肾功能损害,以下为几类影响肾功能的常用药物,对肾功能有影响，接受保肾手术或肾癌根治术治疗的患者要慎重使用，必须用时要适当减小剂量并缩短疗程，并且在用药期间定期检验尿液，检查肾功能，发现异常立即停药。

（1）抗生素类：四环素、土霉素、链霉素、妥布霉素、阿米卡星、庆大霉素、新霉素、多黏菌素 B、多黏菌素 E、磺胺类药、利福平、先锋霉素等。

（2）解热镇痛药：阿司匹林、非那西汀、布洛芬、保泰松、吲哚美辛等。

（3）利尿药：呋塞米、氢氯噻嗪、氨苯蝶啶等。

（4）镇静催眠药：苯巴比妥、甲喹酮、水合氯醛等。

（5）血管收缩药：去甲肾上腺素、甲氧明、去氧肾上腺素等。

（6）抗心律失常药：双异丙吡胺、安搏律定等。

（7）激素类：氢化可的松、泼尼松、地塞米松、甲睾酮、黄体酮等。

（8）其他：口服避孕药、洋地黄类及抗肿瘤药物。

17. 维生素、保健品可以预防或治疗肾癌吗

目前尚未有研究证实补充维生素、服用保健品可以预防或治疗肾癌。肾癌的病因尚不明确，其发病与遗传、吸烟、肥胖、高血压及抗高血压治疗等有关，其中遗传性肾癌或家族性肾癌占肾癌总数的 2%～4%。有证据显示不吸烟及避免肥胖是预防发生肾癌的重要方法。而肾癌治疗方案的选择主要与肾癌的分期有关。对于局限性肾癌患者，外科手术是其首选治疗方式。根据肿瘤大小和部位采取根治性肾切除或保留肾单位手术，方式有开放手术、腹腔镜微创手术及机器人辅助腹腔镜手术。对于局部进展性肾癌的患者，手术治疗仍然是主要的治疗手段，局部进展性肾癌的患者通常伴有淋巴结转移或肾静脉瘤栓，可以选择淋巴结清扫及肾静脉瘤栓取出术。而对于发生远处转移的患者，可以采取减瘤手术和靶向药物治疗及免疫治疗等全身系统性治疗相结合的方式。

18. 肾癌晚期患者家庭护理有哪些注意事项

恶性肿瘤是一种慢性消耗性疾病，晚期肾癌患者的血尿、腰痛等躯体客观症状较重，同时又无治愈希望，因此承受了生理及心理的双重压力，生活质量较差。家庭护理时要重视患者饮食、心理等诸多方面。

（1）饮食护理：晚期肾癌患者大部分都表现为乏力、发热、身体消瘦、体重减少、食欲缺乏、恶心和呕吐等，所以在饮食上应该做好足够的护理，为患者提供色、香、味、形俱全的膳食，虽然患者没有胃口，但也应该做到少食多餐。还要注意膳食结构的搭配。每天摄入新鲜的蔬菜和水果，补充身体所流失的养分。

（2）心理护理：晚期肾癌患者在治疗时倍受病魔的折磨，这时患者最需要的是家人的关心。所以，家属应该努力为患者营造一个温暖、和谐、安静的家庭氛围。如果患者家庭总是为了一些小事在争吵或者是其他不好的情况，都会影响到肾癌患

者的病情，可能会进一步恶化。肾癌患者的家属还应该帮助患者树立战胜病魔的信心，保持积极乐观的心态面对生活中的困难。

（3）疼痛护理：癌性疼痛（癌痛）是改善恶性肿瘤患者生存质量的重点之一。癌性疼痛是癌症患者最明显的主观感受，癌症患者常会因疼痛难忍而产生自卑、抑郁、挫败等负面情绪，影响生活质量。疼痛护理是护理措施中的一个重要内容。患者家属需要了解癌痛相关知识，积极参与到疼痛护理工作中，学会评估患者疼痛程度，对中度及以上疼痛的患者要遵医嘱使用镇痛药物。同时，加强对患者的睡眠指导，睡前让患者倾听轻音乐、做放松训练或睡前泡脚，以辅助睡眠。

19. 肾癌患者如何保持良好的健康心态

患者在确诊癌症后通常会出现 4 个心理时期：休克-恐惧期、否认-怀疑期、愤怒-沮丧期、接受-适应期。了解不同时期特点才能应用不同方法保持健康心态。

（1）休克-恐惧期：在刚听到诊断消息时，患者常会精神极度紧张，彻夜不眠，此时应听从医师专业建议，不要从网上乱查，自己吓自己。要到正规医院进行治疗，不要迷信偏方。

（2）否认-怀疑期：患者通常难以接受自己患了癌症，会辗转多家医院重复检查，期盼首诊医师的诊断是错误的。这对早期治疗很不利，可能会错过最佳治疗时机，在诊断后应及时调整心态，做好治疗的准备。

（3）愤怒-沮丧期：患者确信自己患了癌症之后，情绪易于激动，容易迁怒他人，同时又会感到悲观、绝望。此时调整心态是最重要的。保持正常的生活秩序，多参加室外娱乐活动，多与他人聊天交流，释放郁闷，消除顾虑，才能尽快进入接受期，配合治疗。

（4）接受-适应期：在接受期，患者情绪趋于平静，开始配合治疗。治疗期间，要多与其他病友交流，给予自己信心。要与家人多沟通交流，不要过多担心费用问题。此外，对患者进行积极的宣教也具有重要作用。患者需要清楚地认识到，患了肾癌并不意味着就是绝症。因此，对肾癌预后清楚的认识可帮助患者建立更积极的对抗肿瘤的心态。

参 考 文 献

郭应禄, 那彦群, 叶章群, 等, 2020.中国泌尿外科和男科疾病诊断治疗指南. 2019 版. 北京: 科学出版社.

王国民, 陈伟, 胡骁轶, 等, 2016.泌尿及生殖系统恶性肿瘤 120 问. 上海: 复旦大学出版社.

Alimi Q, Peyronnet B, Sebe P, et al,2018.Comparison of short-term functional, oncological, and perioperative outcomes between laparoscopic and robotic partial nephrectomy beyond the learning curve. J Laparoendosc Adv Surg Tech A, 28(9):1047-1052.

Beckermann KE, Jolly PC, Kim JY, et al,2017. Clinical and immunologic correlates of response to PD-1 blockade in a patient with metastatic renal medullary carcinoma. J Immunother Cancer, 5:1.

Bedke J, Albiges L, Capitanio U, et al, 2021. Updated European Association of Urology Guidelines on Renal Cell Carcinoma: nivolumab plus cabozantinib joins immune checkpoint inhibition combination therapies for treatment-na?ve metastatic clear-cell renal cell carcinoma. Eur Urol, 79(3):339-342.

Beuselinck B, Pans S, Bielen J, et al, 2020.Whole-body diffusion-weighted magnetic resonance imaging for the detection of bone metastases and their prognostic impact in metastatic renal cell carcinoma patients treated with angiogenesis inhibitors. Acta Oncol, 59(7):818-824.

Boissier R, Ouzaid I, Nouhaud FX, et al, 2019. Long-term oncological outcomes of cystic renal cell carcinoma according to the Bosniak classification. Int Urol Nephrol, 51(6):951-958.

Capitanio U, Bensalah K, Bex A, et al, 2019. Epidemiology of renal cell carcinoma. Eur Urol, 75(1):74-84.

Cate F, Kapp ME, Arnold SA, et al, 2017.Core needle biopsy and fine needle aspiration alone or in combination: diagnostic accuracy and impact on management of renal masses. J Urol, 197(6):1396-1402.

Dabestani S, Beisland C, Stewart GD, et al, 2019. Long-term outcomes of follow-up for initially localised clear cell renal cell carcinoma: RECUR database analysis. Eur Urol Focus, 5(5):857-866.

Dagher J, Delahunt B, Rioux-Leclercq N, et al, 2017. Clear cell renal cell carcinoma: validation of World Health Organization/International Society of Urological Pathology grading. Histopathology, 71(6):918-925.

Deng J, Li L, Xia H, et al, 2019.A comparison of the prognosis of papillary and clear cell renal cell carcinoma: Evidence from a meta-analysis. Medicine (Baltimore), 98(27):e16309.

Elkassem AA, Allen BC, Sharbidre KG, et al, 2021. Update on the role of imaging in clinical staging and restaging of renal cell carcinoma based on the AJCC 8th edition, from the AJR special series on cancer staging. AJR Am J Roentgenol, 217(3):541-555.

Gershman B, Moreira DM, Thompson RH, et al, 2018.Perioperative morbidity of lymph node dissection for renal cell carcinoma: a propensity score-based analysis. Eur rol, 73(3):469-475.

Klatte T, Rossi SH, Stewart GD, 2018. Prognostic factors and prognostic models for renal cell carcinoma: a literature review. World J Urol, 36(12):1943-1952.

Kunath F, Schmidt S, Krabbe LM, et al, 2017.Partial nephrectomy versus radical nephrectomy for clinical localised renal masses. Cochrane Database Syst Rev, 5(5):CD012045.

Larcher A, Dell'Oglio P, Fossati N, et al, 2017. When to perform preoperative chest computed tomography for renal cancer staging. BJU Int, 120(4):490-496.

Ljungberg B, Albiges L, Abu-Ghanem Y, et al, 2019. European Association of Urology Guidelines on Renal Cell Carcinoma: The 2019 Update. Eur Urol, 75(5):799-810.

Lu Y, Song Y, Xu Y, et al, 2020. The prevalence and prognostic and clinicopathological value of PD-L1 and PD-L2 in renal cell carcinoma patients: a systematic review and meta-analysis involving 3,389 patients. Transl Androl Urol, 9(2):367-381.

Macklin PS, Sullivan ME, Tapping CR, et al, 2019. Tumour seeding in the tract of percutaneous renal tumour biopsy: a report on seven cases from a UK tertiary referral centre. Eur Urol, 75(5):861-867.

Martini DJ, Liu Y, Shabto JM, et al, 2020. Novel risk scoring system for patients with metastatic renal cell carcinoma treated with immune checkpoint Inhibitors. Oncologist, 25(3):e484-e491.

Massari F, Di Nunno V, Guida A, et al, 2021.Addition of primary metastatic site on bone, brain, and liver to IMDC criteria in patients with metastatic renal cell carcinoma: a validation study. Clin Genitourin Cancer, 19(1):32-40.

McClure T, Pantuck A, Sayer J, et al, 2018. Efficacy of percutaneous radiofrequency ablation may vary with clear cell renal cell cancer histologic subtype. Abdom Radiol (NY), 43(6):1472-1477.

Motzer RJ, Robbins PB, Powles T, et al, 2020.Avelumab plus axitinib versus sunitinib in advanced renal cell carcinoma: biomarker analysis of the phase 3 JAVELIN Renal 101 trial. Nat Med, 26(11):1733-1741.

Ohashi R, Martignoni G, Hartmann A, et al, 2020.Multi-institutional re-evaluation of prognostic factors in chromophobe renal cell carcinoma: proposal of a novel two-tiered grading scheme. Virchows Arch, 476(3):409-418.

Paner GP, Stadler WM, Hansel DE, et al, 2018. Updates in the eighth edition of the tumor-node-metastasis staging classification for urologic cancers. Eur Urol, 73(4):560-569.

Patel P, Nayak JG, Liu Z, et al, 2017. A multicentered, propensity matched analysis comparing laparoscopic and open surgery for pT3a renal cell carcinoma. J Endourol, 31(7):645-650.

Pecoraro A, Rosiello G, Luzzago S, et al, 2020. Small renal masses with tumor size 0 to 2cm: a SEER-based study and validation of NCCN guidelines. J Natl Compr Canc Netw, 18(10):1340-1347.

Raimondi A, Sepe P, Zattarin E, et al, 2020. Predictive biomarkers of response to immunotherapy in metastatic renal cell cancer. Front Oncol, 10:1644.

Richard PO, Lavallée LT, Pouliot F, et al, 2018. Is routine renal tumor biopsy associated with lower rates of benign histology following nephrectomy for small renal masses? J Urol, 200(4):731-736.

Tahbaz R, Schmid M, Merseburger AS, 2018.Prevention of kidney cancer incidence and recurrence: lifestyle, medication and nutrition. Curr Opin Urol, 28(1):62-79.

Voss J, Drake T, Matthews H, et al, 2020. Chest computed tomography for staging renal tumours: validation and simplification of a risk prediction model from a large contemporary retrospective cohort. BJU Int, 125(4):561-567.

Wong ECL, Di Lena R, Breau RH, et al, 2019.Morphologic subtyping as a prognostic predictor for survival in papillary renal cell carcinoma: Type 1 vs. type 2. Urol Oncol, 37(10):721-726.

Zhou W, Herwald SE, McCarthy C, et al, 2019. Radiofrequency ablation, cryoablation, and microwave ablation for T1a renal cell carcinoma: a comparative evaluation of therapeutic and renal function outcomes. J Vasc Interv Radiol, 30(7):1035-1042.